每位将要做妈妈的您
都想生育一名健康的宝宝，
假如您妊娠前
已患有糖尿病或妊娠期
被告知患有妊娠期糖尿病，
您可能会有很多问题和担心。
这本书将会帮助您
全面了解这方面的知识。

—— 杨慧霞

U0245780

妊娠合并糖尿病实用手册

第 3 版

主　　编　杨慧霞

副 主 编　隽　娟

图文设计　游心源

编　　者　（按姓氏汉语拼音排序）

冯　慧　　冯　烨　　孔令英　　林秀峰

宋　耕　　苏日娜　　苏世萍　　孙伟杰

王　晨　　魏玉梅　　张眉花　　赵秉瑄

朱微微

人民卫生出版社
·北京·

图书在版编目（CIP）数据

妊娠合并糖尿病实用手册 / 杨慧霞主编 . -- 3 版 .
北京 ： 人民卫生出版社，2024. 7. -- ISBN 978-7-117
-36568-0

Ⅰ. R714.256-62

中国国家版本馆 CIP 数据核字第 20248ZL719 号

人卫智网	www.ipmph.com	医学教育、学术、考试、健康，
		购书智慧智能综合服务平台
人卫官网	www.pmph.com	人卫官方资讯发布平台

妊娠合并糖尿病实用手册
Renshen Hebing Tangniaobing Shiyong Shouce
第 3 版

主　　编：杨慧霞
出版发行：人民卫生出版社（中继线 010-59780011）
地　　址：北京市朝阳区潘家园南里 19 号
邮　　编：100021
E - mail：pmph @ pmph.com
购书热线：010-59787592　010-59787584　010-65264830
印　　刷：北京华联印刷有限公司
经　　销：新华书店
开　　本：889×1194　1/32　　印张：5.5
字　　数：113 千字
版　　次：2012 年 2 月第 1 版　　2024 年 7 月第 3 版
印　　次：2024 年 8 月第 1 次印刷
标准书号：ISBN 978-7-117-36568-0
定　　价：57.00 元
打击盗版举报电话：010-59787491　E-mail：WQ @ pmph.com
质量问题联系电话：010-59787234　E-mail：zhiliang @ pmph.com
数字融合服务电话：4001118166　E-mail：zengzhi @ pmph.com

第 3 版　前言

　　每位将要做妈妈的您都想生育一名健康的宝宝，假如您妊娠前已患有糖尿病或妊娠期被告知患有妊娠期糖尿病，您可能会有很多问题和担心。这本书将会帮助您全面了解这方面的知识。

　　中国是糖尿病第一大国，患病率为 10%~20%，已经明显超过世界平均水平。随着生育政策的调整，孕妇年龄增加，孕妇中糖尿病患者比例明显升高。妊娠期糖尿病是妊娠期发生的糖代谢异常，是妊娠期最常见的内科合并症，生育政策调整后发病率进一步攀升。通常情况下，妊娠期糖尿病孕妇在妊娠结束后高血糖会自然消失，但再次怀孕后，妊娠期发生高血糖的概率会明显增加，而且随着年龄的增长，曾患有妊娠期糖尿病者，罹患 2 型糖尿病、心脑血管疾病等的风险也明显上升。孕期通过合理营养和运动干预及治疗，使血糖保持正常范围，可明显减少糖尿病对母儿的不良影响。但如不及时进行干预和治疗，将会造成不同程度的母儿并发症，同时孕妇和子代患有糖尿病、心脑血管疾病等慢性疾病的风险远远高于正常人，并且糖尿病发病年龄也会提前。相关的知识在本书"妊娠合并糖尿病及其危害"部分有详细的介绍。

　　"妊娠期糖尿病的治疗"这一部分，包括自我血糖监测、高血糖孕妇的膳食指导，规律适量的运动和胰岛素治疗，为妊娠期糖尿病的准妈妈提供全面的治疗知识。请您一定要重点了解孕期均衡膳食和运动相关知识，因为孕期合理饮食是妊娠期糖尿病治疗的基础工作，其中"食物交换法"可避免糖尿病食谱过于单调，也便于糖尿病孕妇掌握。通过血糖监测和胰岛素治疗这两部分的学习，您自己就能掌握在家监测血糖和注射胰岛素的方法了。

本书还会告诉妊娠期糖尿病患者，在分娩后需要进行哪些产后随访，通过早期健康生活方式干预，避免或延缓在不久的将来发展成2型糖尿病、心脑血管疾病等慢性疾病的可能。同时，还要提醒的是，孕期高血糖暴露的后代通过母乳喂养、健康饮食和加强体育锻炼，能显著减少其发生肥胖、糖尿病等代谢综合征的危险性。

中国妊娠期糖尿病规范化诊疗促进致力于妊娠合并糖尿病的相关培训教育，提升医务人员规范化诊断和治疗妊娠期糖尿病水平，改善糖尿病妈妈和后代的健康。这本小册子自2012年2月第一次出版至今已印刷12次，累计发行量达56 500册，已经使众多患有妊娠期糖尿病的孕妇受益，并且广受好评。

近几年妊娠合并糖尿病发生率不断上升，同时在孕期管理方面也在相应改变。第3版手册在上版基础上进行修订，为便于读者学习掌握，增加了相关知识的视频，扫描书中二维码即可浏览。由于撰写时间仓促，仍存在瑕疵不足，敬请指正。

编者
2024年4月

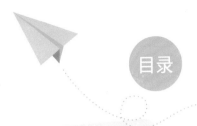

目录

妊娠前管理

妊娠合并糖尿病及其危害

妊娠期糖尿病的治疗

妊娠期糖尿病的治疗

产后管理

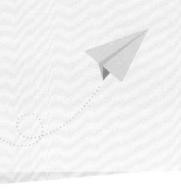

附　录

视频目录

▶ 视频 1
生命早期 1 000 天

▶ 视频 2
妊娠期糖尿病一日门诊

▶ 视频 3
妊娠期糖尿病一日
门诊介绍

▶ 视频 4
孕前准备一

▶ 视频 5
孕前准备二

▶ 视频 6
妊娠期糖尿病孕期及
产后管理

▶ 视频 7
食物交换份一

▶ 视频 8
食物交换份二

▶ 视频 9
食物交换份三

▶ 视频 10
食品标签

妊娠前管理

第一章 妊娠前的准备

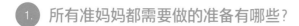

1. 所有准妈妈都需要做的准备有哪些？

如果您已经准备怀孕，那么亲爱的读者，在妊娠前保持适合怀孕的身体状态和维持健康的生活方式非常重要。

请您在怀孕前谨记：

- 禁烟、禁酒。
- 注意不要乱用药物。
- 有条件的女性，请您在决定怀孕之前，去医院就诊，医生会对您进行系统的全面检查，对您进行孕前指导，告知您最佳的怀孕时机。
- 患有各种疾病的妇女，如先天性心脏病、系统性红斑狼疮、糖尿病、高血压及甲状腺功能亢进（简称"甲亢"）等，请您先治疗疾病，待病情治愈或稳定以后再怀孕。
- 肥胖的准妈妈一定要进行检查，将体重指数尽量控制到正常范围再怀孕。
- 有条件者，孕前应检测 TORCH 抗体（包括 IgM、IgG），了解机体免疫状态，同时决定妊娠时机。

除了这些基本的母子健康常识以外，"**合理饮食**"和"**控制体重**"是准妈妈们需要特别注意的事情。这两项工作，可以帮您妊娠后建造一个健康的子宫内环境，而健康的子宫内环境是您的宝宝健康孕育分娩和一生健康成长的必备条件。

您知道吗？从宝宝在您身体孕育的第一刻起，您的孕期营养状况就将影响其整个一生：不仅是胎儿期、婴幼儿期，还包括成年后的整体健康状况。

这就是一项近年来国内外资深专家通过大量流行病学研究后形成的，并在国际医学界引起巨大震动和反响的突破性研究理论——DOHaD（都哈），即"健康与疾病的发病起源"。DOHaD 研究表明：

● 成年后的健康状况与其在胎儿期和婴幼儿期的营养及环境影响密切相关。

● 生命早期摄入合理、均衡的营养，将有助于降低孩子成年后罹患肥胖、糖尿病、心血管疾病等慢性疾病的风险。

● 生命早期 1 000 天（即妊娠期、生后两年）是对一生健康最重要的时期。

2. **怀孕前的饮食推荐有哪些?**

中国营养学会妇幼营养分会对备孕妇女的营养饮食推荐如图
1-1，一日的营养组成为：

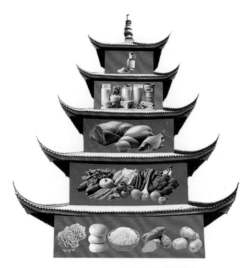

加碘食盐	<6g
油	25g
奶类	300g
大豆/坚果	15g/10g
肉禽蛋鱼类	130~180g
瘦畜禽肉	40~65g
每周一次动物血或畜禽肝脏	
鱼虾类	40~65g
蛋类	50g
蔬菜类	300~500g
每周至少一次海藻类	
水果类	200~300g
谷类	250~250g
全谷物和杂豆	70~100g
薯类	50g
水	1 500~1 700ml

图 1-1　孕前饮食宝塔（2022 版）

3. 您的体重保持在理想体重范围吗？

除了确保您孕前未患不宜怀孕的疾病以外，保持孕前理想的体重对妊娠非常重要。准妈妈最好在孕前将体重控制在理想水平。理想的体重主要通过"体重指数"来判定。

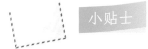

体重指数（body mass index，BMI）

是反映机体肥胖程度的指标，计算公式是：

$$BMI = 体重（kg）/ 身高（m）^2$$

中国成人按照体重指数分为四种体重类型：

低体重——BMI<18.5kg/m^2；

理想体重——BMI 18.5~23.9kg/m^2；

超重——BMI 24~27.9kg/m^2；

肥胖——BMI≥28kg/m^2。

如果您的体重处于超重和肥胖，请通过合理饮食和运动，最好将体重控制到理想水平以后再怀孕。

4. 糖尿病患者怀孕前需要做哪些准备？

从 DOHaD 理论我们知道，健康的子宫内环境决定了胎儿的生长和远期健康，而糖尿病患者的高血糖环境会对胎儿造成严重的危害。尤其是在早孕期，正常的血糖对胎儿的发育非常重要。孕前及早孕期高血糖，可以增加胎儿畸形和流产的发生率。患有 1 型或 2 型糖尿病的妇女，经过孕前精心的准备和全孕期治疗管理，才可以怀孕并生育一个健康的宝宝。

如果您已经患有糖尿病，在怀孕前将血糖控制好是非常重要的。患有孕前糖尿病的妇女，应做到以下几点：

- 首先应该做到计划妊娠，准备妊娠前要到内分泌医生和有经验的产科医生处就诊。
- 进行血糖和糖化血红蛋白（HbA1c）的检测、眼底检查、尿白蛋白检查和肾功能检查。
- 根据上述检查结果，进行糖尿病分级。
- 由医生评定是否适合妊娠和妊娠的恰当时机，以及孕前是否需要特殊治疗。

孕前及早孕期高血糖将会影响胚胎的正常发育，易导致胎儿畸形，严重者引起胎儿停止发育，最终发生流产。所以，如果孕前血糖高应继续避孕，在**疾病得到缓解、血糖维持在正常水平、**

无临床症状时再考虑生育的问题；如果您平常是口服降糖药治疗，那么一定要改为皮下注射胰岛素，维持血糖接近正常而无低血糖发生时再考虑怀孕。孕前和早孕期服用二甲双胍不会增加胎儿畸形和流产的发生，一旦确定怀孕，最好改为注射胰岛素或联合应用。

如果血糖控制正常，可停止避孕。妊娠后应在临床医师指导下接受监测和治疗，其孕期血糖管理与妊娠期糖尿病相同，请参见后文。另外，孕前和早孕期口服叶酸或含叶酸的多种维生素，可减少胎儿畸形的发生。

需要注意的是：一定不要喝酒，因为酒精会影响对糖尿病的控制，如果您有吸烟的习惯，请在怀孕前戒烟。

小贴士

准备怀孕前血糖控制的标准是多少？

● 血浆葡萄糖空腹 <6.1mmol/L（110mg/dl），餐后2小时 <8.6mmol/L（155mg/dl）。

● 避免低血糖的情况下，糖化血红蛋白（HbA1c）最好 <6.5%，或尽可能接近正常值（正常值为 4.0%~6.0%）。

5. 未患有糖尿病，孕前也需要注意控制体重和
合理饮食吗？

我们在后文还会告诉您，孕前没有糖尿病的妇女，怀孕后也可能患上妊娠期糖尿病，孕前的体重指数超标就是患妊娠期糖尿病的高危因素。因此，无论是否已经患有糖尿病，准备怀孕的妇女都应该注意合理饮食和控制体重，做好孕前的准备（图 1-2）。

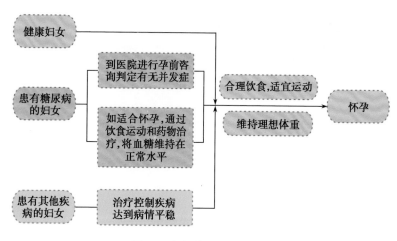

图 1-2　妊娠前的准备流程图

孕前血糖和体重的控制标准见前文。

第二章 妊娠期合理膳食及体重管理

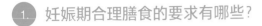

1. 妊娠期合理膳食的要求有哪些？

所有的孕妇都需要按照中国人膳食营养宝塔提供的各类食物所占的比例合理膳食，这样能确保妊娠期所需的营养，既能满足孕妇本身所需的能量代谢，又能为胎儿的生长发育提供各种营养成分，使孕妇体重增长合理，胎儿出生体重合适。患有妊娠期糖尿病的孕妇，合理的饮食还会帮助控制血糖到正常范围，所以妊娠期保持合理饮食十分重要。

所有孕妇，无论是否患有糖尿病，都应遵守本章的饮食要求。

小贴士

孕妇所需摄入的能量，妊娠早期和中晚期有所不同，早期与非孕期接近，妊娠中晚期较早孕期增加能量300~450kcal/d，双胎妊娠要再增加 200kcal/d。

（1）妊娠早期的健康饮食结构

同备孕图（详见第 4 页图 1-1）

（2）妊娠中晚期健康饮食结构

见图 2-1。

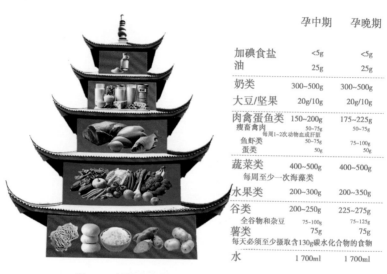

	孕中期	孕晚期
加碘食盐	<5g	<5g
油	25g	25g
奶类	300~500g	300~500g
大豆/坚果	20g/10g	20g/10g
肉禽蛋鱼类	150~200g	175~225g
瘦畜禽肉	50~75g	50~75g
每周1~2次动物血或肝脏		
鱼虾类	50~75g	75~100g
蛋类	50g	50g
蔬菜类	400~500g	400~500g
每周至少一次海藻类		
水果类	200~300g	200~350g
谷类	200~250g	225~275g
全谷物和杂豆	75~100g	75~125g
薯类	75g	75g
每天必须至少摄取含130g碳水化合物的食物		
水	1 700ml	1 700ml

图 2-1 妊娠中晚期的健康饮食金字塔（2022 版）

（3）哺乳期健康饮食结构

见图2-2。

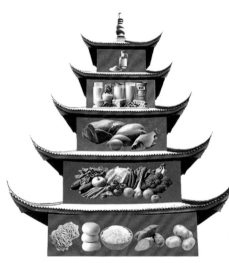

加碘食盐	<5g
油	25g
奶类	300~500g
大豆/坚果	25g/10g
肉禽蛋鱼类	175~225g
瘦畜禽肉	50~75g
每周吃1~2次动物肝脏，总量达85g猪肝或40g鸡肝	
鱼虾类	75~100g
蛋类	50g
蔬菜类	400~500g
每周至少一次海藻类	
水果类	200~350g
谷类	225~275g
全谷物和杂豆	75~125g
薯类	75g
水	2 100ml

图2-2　哺乳期的健康饮食金字塔（2022版）

2. 什么是孕期合理的体重增长?

孕期合理的体重增长就是孕期总的增重和每周增重都在正常范围。总的增重要依据您孕前的体重和身高估算,从表 2-1 和图 2-3 中可以知道您的孕期增重目标。请注意,要根据孕前的 BMI 来确定孕期增重幅度。

小贴士·

孕前正常体重孕妇单胎妊娠早孕期体重建议增长 0~2.0kg,中晚孕期每周增长 0.26~0.48kg,整个孕期增重 8.0~14.0kg。

孕前体重正常者双胎妊娠早孕期增重 2~3kg,中晚孕期每周增重 0.68kg,整个孕期推荐增重 16.8~24.5kg。

超重者整个孕期增加 7.0~11.0kg,肥胖者增加 5.0~9.0kg。

三胎妊娠孕前体重正常者每周建议体重增长 0.7kg,孕期总增重 23kg。

表 2-1 单胎妊娠孕期体重合理增长标准

怀孕周数	根据孕前的 BMI 值推荐的体重增长幅度 BMI（kg/m²）			
	<18.5 偏瘦	18.5~23.9 正常	24.0~27.9 超重	≥28.0 肥胖
早孕期增长值范围（12 周前）	0~2.0kg	0~2.0kg	0~2.0kg	0~2.0kg
建议的增重总值	11.0~ 16.0kg	8.0~ 14.0kg	7.0~ 11.0kg	5.0~ 9.0kg
中晚孕期增长值均值及范围（12 周后）	0.46（0.37~ 0.56）kg/w	0.37（0.26~ 0.48）kg/w	0.30（0.22~ 0.37）kg/w	0.22（0.15~ 0.30）kg/w
妊娠期糖尿病诊断后中晚孕期增长值均值及范围	0.46（0.37~ 0.56）kg/w	0.37（0.26~ 0.48）kg/w	0.26（0.19~ 0.32）kg/w	0.18（0.12~ 0.23）kg/w

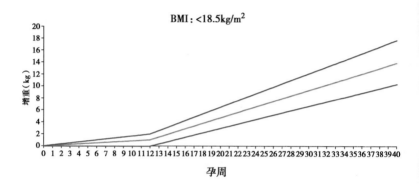

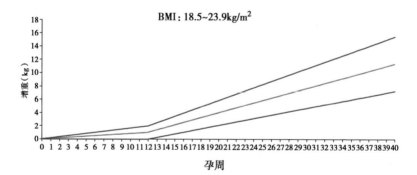

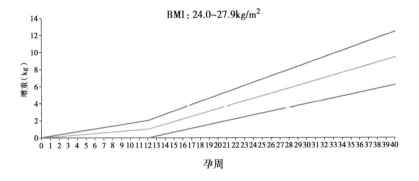

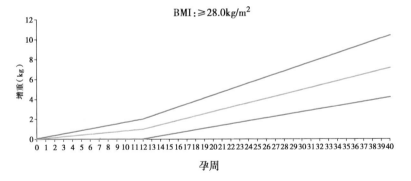

图 2-3　不同孕前 BMI 者孕期体重合理增长标准

小贴士

　　总体来说，孕前越胖的孕妇，越应该少增重一些。早孕期头3个月，宜增重0~2.0kg，千万不要因为怀孕而多吃长得太胖。如果早孕期体重增加过多，要限制以后每周体重增长，这样有利于血糖控制。

　　对于妊娠期糖尿病孕妇，在妊娠期糖尿病诊断前的体重增长应根据孕前BMI参照正常单胎妊娠孕妇。诊断妊娠期糖尿病后，对于孕前超重和肥胖的孕妇，孕中晚期体重增长应低于血糖正常单胎妊娠孕妇（参见表2-1）。

　　对于孕前糖尿病孕妇，虽然目前尚无合理孕期增重标准，但建议孕期增重应略低于血糖正常单胎妊娠孕妇。

　　每周增重和孕期总增重是同样重要的，它可表明妊娠期糖尿病的治疗计划是否合适。如果您每周增重低于正常范围，您可能需要调整饮食方案增加能量摄入。如果您每周增重高于正常范围，您就有可能增加患子痫前期的危险，那将是很危险的。医生会让您定期测血压，并且您的医生会问您关于子痫前期的相关症状和信息。

　　整个孕期每周体重增长可以升高或降低。您会发现，一段时间您的体重增加很慢或不增加，1~2周之后会再增长。如果仍不增长，应及时告诉您的医生，您的治疗方案需要及时调整。

每周体重增长率不能代表总的体重增长。医生会根据个人情况和胎儿的发育状况来指导整个孕期的体重增长范围。发现体重减少应立刻告诉医生，以便查找原因。

3. 为什么要控制体重增长？

当摄入食物的量超过消耗的量时，体重就会增加。如果有妊娠期糖尿病，孕期体重增加过多、过慢或减少都不正常，说明能量摄入不合理。如果体重增加过多、过快，可能就需要适当控制体重。

4. 控制正常体重增长应该怎么做？

有以下途径保持正常体重增长：

● 遵循医生的要求健康饮食；
● 规律适量运动；
● 定期清晨空腹测体重。

如果您的体重增加超出控制范围，可求助医生帮助调整饮食方案使体重增加正常。

5. 什么时候要开始关心体重变化？

最佳的建议是知道怀孕即开始监测体重，了解自己的体重状态有利于医生做检查，及时发现一些问题。

另一个好的建议是，每周同一天、每天清晨空腹同一个时间称体重，医生会列出一个表格，让您知道多长时间称一次体重适宜，您也可以在围产期检查时称重。

6. 有什么窍门保持合理的体重增长吗？

小贴士

- 如果医生允许可做一些轻中度的运动。
- 应用膳食营养治疗方案，选择一些低热量的饮食。
- 少吃油炸食品或快餐。
- 吃适合您饮食方案的健康饮食，如低脂沙拉、蒸煮鸡肉。
- 少吃或尽可能不吃含饱和脂肪酸的食物，如动物脂肪。
- 少量多餐或低热量的加餐保证您身体的能量供应，预防饥饿。
- 避免错过吃饭时间或早餐吃得太少，否则会使您下一餐太饿而吃得过多。

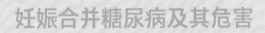

妊娠合并糖尿病及其危害

第三章　妊娠合并糖尿病的方方面面

　　本章我们将给准妈妈们讲述妊娠合并糖尿病的基本知识。妊娠合并糖尿病包括孕前糖尿病（孕前已经患有的 1 型或 2 型糖尿病，在孕期也被称为糖尿病合并妊娠）和妊娠期糖尿病。

1. 什么是糖尿病？

　　糖尿病就是血液中的葡萄糖含量过高而产生的一种疾病。当您摄入了含有碳水化合物的食物（如甜食或淀粉类食物）后，碳水化合物在胃肠道里经过消化转变成葡萄糖吸收进入血液。胰岛素将会把这些葡萄糖带到身体中各个部位的细胞内，帮助提供人体所需要的能量。

　　胰岛素是一种激素，能够帮助葡萄糖从血液中进入细胞内并转化为能量。胰岛素是由一个叫作胰腺的器官合成的，一般情况下人体血液中的葡萄糖与体内分泌的胰岛素处于平衡状态，使血糖水平维持在一个正常范围内。但当机体没有合成足够的胰岛素或者胰岛素不能有效地起到应有的作用时，血液中的葡萄糖就不能被有效地利用，血液中葡萄糖浓度升高，同时部分葡萄糖通过尿液排出体外，形成了尿糖，因而被称为糖尿病。

2. 糖尿病的种类有哪些？

孕妇患有糖尿病有三种主要形式：

● 胰岛素依赖型糖尿病

也称为 1 型糖尿病或青少年型糖尿病。

这种糖尿病的发生是因为胰腺不能合成胰岛素，常在青少年时期发病。

● 非胰岛素依赖型糖尿病

也称为 2 型糖尿病或成年型糖尿病。

这种糖尿病的发生是因为机体对胰岛素不敏感，造成胰岛素抵抗，血液中葡萄糖不能很好地被利用，造成血糖过高，老年人的糖尿病多属这一类型。

● 妊娠期糖尿病

妊娠期糖尿病（gestational diabetes mellitus，GDM），发病机制和具体情况见下述内容。

3. 什么是妊娠期糖尿病？

妊娠期糖尿病是指妇女在怀孕前未患有糖尿病，在怀孕时才发现血糖过高的一种妊娠期特发的并发症。它是由于妊娠中后期胎盘逐渐产生某些激素和细胞因子导致胰岛素不能正常工作，从而使人体对胰岛素的需要量增加，当一些孕妇不能代偿性增加胰岛素的分泌量时，就会发生妊娠期糖尿病。随着胎儿、胎盘的娩出，大部分妊娠期糖尿病孕妇糖代谢就可以恢复正常了，但是曾患妊娠期糖尿病的患者，在中老年或再次怀孕时患糖尿病的风险会大大增加。

妊娠期糖尿病如果不进行治疗，会产生一些母儿并发症，严重危害母儿健康。如果患有妊娠期糖尿病，一定要遵照专业医生的要求进行治疗，才能获得健康妊娠。

4. 为什么怀孕后会得妊娠期糖尿病？

请记住，只有妊娠的妇女才会得妊娠期糖尿病。当怀孕以后，您的身体发生了很大的变化，糖、脂代谢也发生了变化。其中激素、细胞因子和肠道菌群等变化以及体重增加等可能导致您的胰岛素抵抗增强，随之血糖就不能正常地进入细胞内并被机体利用，结果出现血糖水平的持续增高，因而导致您患有妊娠期糖尿病。

5. 为什么怀孕后胰岛素不能很好地工作？

胎盘是母亲和胎儿之间输送营养及水分的通道，它还会产生一些激素及细胞因子（肿瘤坏死因子、瘦素等）阻止胰岛素正常工作，产生"胰岛素抵抗"。另外，妊娠后肠道菌群的改变也会导致胰岛素抵抗增加。要保持妊娠期的代谢正常，胰岛细胞必须产生相当于正常情况下 2~5 倍或更多的胰岛素才能克服这种胰岛素抵抗，维持糖代谢平衡（图 3-1）。

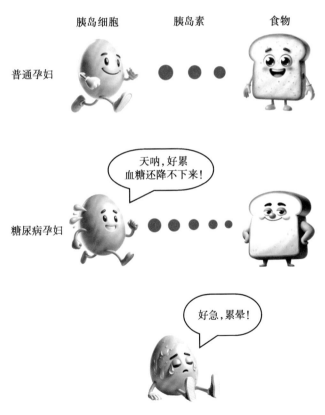

图 3-1　不堪重负的胰岛细胞

对大多数孕妇来说，机体产生额外的胰岛素足以使她们的血糖水平保持在正常的范围，但是有部分孕妇即使产生额外的胰岛素也不能保持其血糖正常。妊娠 24 周后"胰岛素抵抗"开始增加，血糖开始升高。所以，孕 24 周后要进行妊娠期糖尿病的筛查诊断。

6. 谁是妊娠期糖尿病的高危人群？

一些女性患妊娠期糖尿病的风险性高于其他人，所以准妈妈第一次产前检查时，应与医生交流是否存在以下危险因素，包括：

- 是否患有 1 型或 2 型糖尿病。
- 是否有糖尿病家族史（父母、兄弟姐妹是否患有糖尿病）。
- 是否有孕前肥胖。
- 是否年龄大于 30 岁。
- 若此前有过怀孕，是否被诊断为妊娠期糖尿病或血糖过高。
- 是否生育过巨大胎儿（出生体重≥4kg）。
- 是否有过反复自然流产，不明原因死胎、死产史。
- 是否曾有多囊卵巢综合征。

回答以上问题，在首次孕期检查时将结果反馈给医生。对以上问题回答"是"的越多，此次怀孕患妊娠期糖尿病的风险就越大。

7. **妊娠期糖尿病能够预防吗？**

具有妊娠期糖尿病高危因素的孕妇，一定要注意从早孕期开始合理饮食，保持理想体重，这样可以减少患妊娠期糖尿病的风险。

与未怀孕时相比，早孕期需要的总能量并不增加，千万不要过度饮食。

妊娠中后期要比孕前每天增加 300~450kcal 能量，双胎再增加 200kcal 能量。

早孕期切忌过度营养

　　首先在早孕期要注意，母体需要的总能量并不会比未怀孕时增加，千万不要过度补充营养、吃得过多，尤其是已患有糖尿病或具有妊娠期糖尿病危险因素的孕妇（图 3-2）。

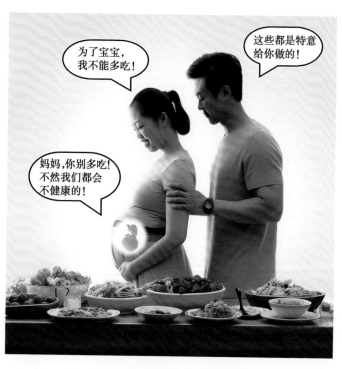

图 3-2　早孕期切忌过度营养

8. 什么时间适宜进行妊娠期糖尿病的检查？

第一次产前检查时，检测空腹血糖。如空腹血糖≥7.0mmol/L，提示您孕前就已经患有糖尿病了，只不过没有在孕前得到诊断。

如空腹血糖<7.0mmol/L的孕妇，在孕24~28周，再行75g口服葡萄糖耐量试验（75g OGTT）。通过这个检查，进行妊娠期糖尿病的诊断。若早孕期空腹血糖>5.1mmol/L，可能孕前已存在糖耐量异常，应加强饮食运动管理，注意监测血糖并控制孕期体重增长，以免中孕期行口服葡萄糖耐量试验前血糖异常增高，给母亲和胎儿带来危害。

9. 如何诊断妊娠期糖尿病？

妊娠24~28周，进行75g口服葡萄糖耐量试验（75g OGTT）：首先测一次空腹血糖，然后口服75g纯葡萄糖（相当于82.5g葡萄糖粉），检测服糖后1小时、2小时血糖（表3-1）。

表3-1 75g口服葡萄糖耐量试验临界值（mmol/L）

测试状态	空腹	服葡萄糖后1小时	服葡萄糖后2小时
正常值	5.1	10.0	8.5

如果三项结果中有任意一项大于或等于临界值，则诊断为妊娠期糖尿病。

10. 口服葡萄糖耐量试验时有什么需要注意的问题？

- 空腹血糖的定义：即空腹 8~12 小时，也就是说，除了水之外，至少 8 小时不吃任何东西。
- 口服葡萄糖的方法：75g 纯葡萄糖溶于 300~400ml 水中，5 分钟内喝完，自开始口服葡萄糖水开始计时，分别于 1 小时、2 小时后静脉抽血，检测血浆葡萄糖浓度。
- 孕妇做该项化验检查期间要禁食、禁烟，静坐等候，避免活动过多造成误差。因为活动后血糖水平会下降，可影响检测结果的准确性。

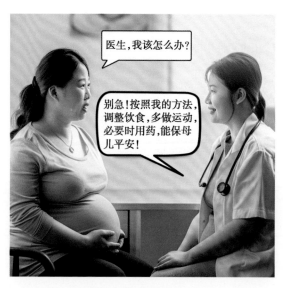

图 3-3　诊断妊娠期糖尿病后要寻求医生的帮助

小贴士

一旦被诊断为妊娠期糖尿病，应马上至医生处就诊，医生会指导您及时控制血糖，并在孕期为您提供专业服务（图3-3，图3-4）。

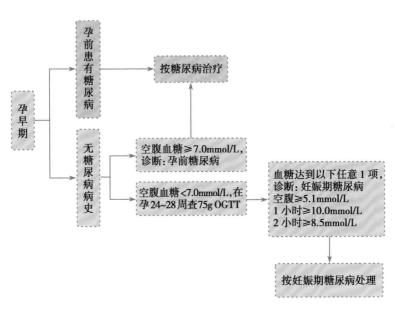

图 3-4　妊娠合并糖尿病诊断流程图

注意：OGTT 前一天晚上至少禁食 8 小时；OGTT 期间需禁食、禁烟、静坐。

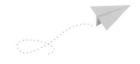

第四章　妊娠期糖尿病的危害

1. 糖尿病会对孕妇造成影响吗?

● 妊娠期高血压或子痫前期

糖尿病孕妇很容易患有妊娠期高血压,同时增加了控制血糖和控制血压的难度,必要时应住院治疗,这样能够随时监测孕妇与胎儿的情况。有些孕妇因为血压过高,还需要提前分娩。

● 羊水过多

孕晚期,羊水主要来源于胎儿尿液,如果孕妇血糖控制不满意,可能导致胎儿尿量增多而发生羊水过多。子宫内过多的羊水会影响孕妇的正常呼吸。同时,羊水过多也可能引起早产。

● 泌尿系统感染

血糖过高可能会导致无症状性菌尿。如果不能及时发现或得不到及时治疗,感染可能会扩散到肾脏,最终导致母亲和胎儿严重的不良后果。

2. 妊娠期糖尿病会影响分娩方式吗?

多数妊娠期糖尿病妇女可以安全度过孕期,到预产期自然发动分娩。请您记住,患有妊娠期糖尿病,多数情况下可以阴道顺产分娩。您可以和医生讨论对分娩的一些担心,以便获得医生的帮助。

孕期血糖控制不理想，胎儿偏大，估计胎儿体重在 4 000g 以上者，可以放宽剖宫产指征。

3. 孕妇的糖尿病会对胎儿造成伤害吗？

妊娠不同时期血糖升高对胎儿影响不同（图 4-1），孕前患有糖尿病的孕妇，如果血糖未得到良好控制，将影响胚胎、胎儿的发育形成，胎儿畸形及流产风险明显增加，如果将血糖控制正常或接近正常，这种风险将明显降低。

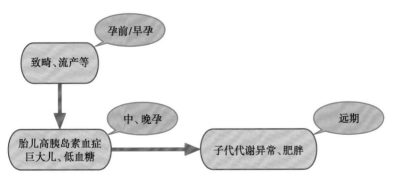

图 4-1　不同时期孕妇血糖升高对胎儿的影响

妊娠期糖尿病通常不会造成出生缺陷或畸形。多数发育或身体缺陷发生在妊娠早期，特别是妊娠的第 1~8 周，而妊娠期糖尿病发生在妊娠 24 周以后，妊娠期糖尿病的妇女妊娠早期血糖正常，所以胎儿身体各个系统发育异常的概率并不增加。

● 巨大儿

因为孕妇血糖过高，多余的葡萄糖通过胎盘进入胎儿体内，不断刺激胎儿胰岛细胞，导致过多胰岛素分泌，使胎儿过度发育，出生体重大于 4 000g（称为巨大儿）。经阴道分娩有时会造成产伤，如锁骨骨折、臂丛神经损伤，胎儿过大需要经剖宫产分娩的概率增加（图 4-2）。

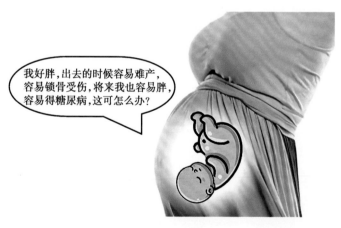

图 4-2 巨大儿的苦恼

● 新生儿低血糖

在孕期，孕妇含有高糖的血液经胎盘进入胎儿体内，刺激胎儿的胰岛细胞产生较多胰岛素。胎儿出生之后，切断了母体的血糖来源，体内存在高胰岛素的胎儿就出现低血糖。所以胎儿出生以后，需要尽早给予喂养，以便一定的葡萄糖进入体内。如果宝宝不能及早开始哺乳，那就需要直接给宝宝口服葡萄糖，必要时输注葡萄糖（图4-3）。

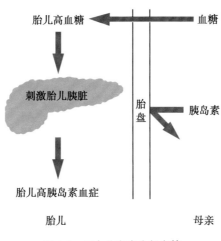

图 4-3　巨大儿和出生低血糖

- 呼吸窘迫综合征

妊娠期糖尿病孕妇如果治疗不当，胎儿长期处于高血糖状态，胎儿过多的胰岛素分泌会影响肺的发育。如果新生儿早产，更易出现呼吸窘迫综合征，即呼吸困难，并呈进行性加重，得不到及时治疗会最终导致新生儿死亡。如果孕期血糖控制很不理想，即使是足月分娩发生这种疾病的风险也会大大增加。

- 新生儿低血钙、低血镁

胎儿出生以后可能会出现手足抽搐或肌肉抽动，首先需排除低血糖，如果存在低钙、低镁血症可以通过补充钙和镁治疗。

- 新生儿黄疸

新生儿出生后皮肤会微微发黄，这是由于一种叫做胆红素的物质未能及时代谢造成的。正常妊娠分娩的新生儿，黄疸一般不会造成严重后果，但妊娠期糖尿病母亲分娩的婴儿，由于新生儿的肝脏发育不理想，不能及时代谢胆红素，黄疸会非常明显，并逐渐加重，有时会造成严重后果。

4. 孕期高血糖对后代有什么远期影响？

事实上，妊娠期糖尿病并不会引起您的宝宝出生时患糖尿病，但是，如果您的血糖未得到很好控制导致胎儿是巨大儿，巨大儿将来肥胖和患 2 型糖尿病的风险可能会增加（图 4-4），并且糖尿病的发病年龄会提前（大约在 30 岁之前）。

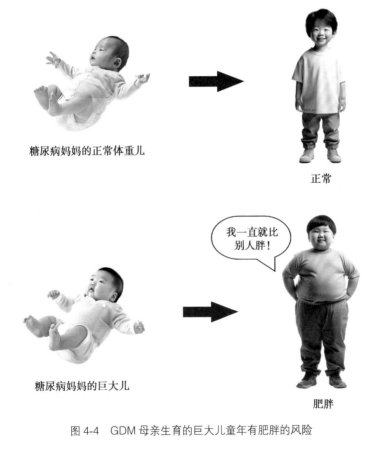

糖尿病妈妈的正常体重儿

正常

我一直就比别人胖！

糖尿病妈妈的巨大儿

肥胖

图 4-4　GDM 母亲生育的巨大儿童年有肥胖的风险

糖尿病妈妈分娩的孩子在成长的过程中，健康的饮食、适量规律的运动和保持健康的体重将降低患有肥胖和 2 型糖尿病的风险。所以，提醒这些孩子们保持健康的生活方式（图 4-5）。

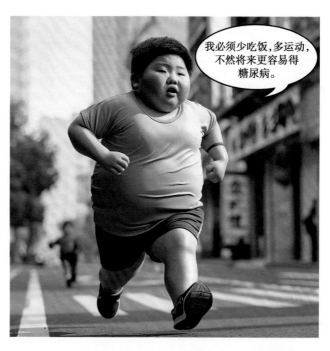

图 4-5　妊娠期糖尿病患者的宝宝要注意预防 2 型糖尿病

妊娠合并糖尿病及其危害

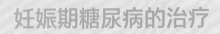

妊娠期糖尿病的治疗

准妈妈一旦被诊断为妊娠期糖尿病，在整个孕期严格遵照医生设计的治疗方案治疗是非常重要的。医生会根据孕周给您提供合适的治疗计划，但请记住，治疗计划中最重要的人是"您"，自己才是保持健康的实施者。

小贴士

尽快将血糖控制在正常范围内，可以最大限度地降低孕期各种并发症的风险。

治疗糖尿病有五个环节（也称五驾马车），妊娠期糖尿病同样也是如此。

● 健康教育（获取知识）

了解糖尿病常识，知道糖尿病对母儿的影响，才能使自己成为治疗的"主体"。要消除紧张情绪，只要合理治疗，定期行产前检查，将整个孕期血糖控制在正常水平，相信您一定会有满意的妊娠结局。

● 医学营养治疗（是基础）

● 适当运动（非常重要）

● 胰岛素治疗（经过饮食调节后血糖仍居高不下时需要）

● 自我监测血糖（十分必要）

此外，孕期我们还要严密监测母儿情况，及时发现母婴并发症。

第五章　自我血糖监测

　　非常高的血糖水平会增加胎儿先天畸形及多种并发症的发生，所以孕期监测血糖水平至关重要，这个任务可以由孕妇自己来完成。孕妇要自备一个微量血糖检测仪，在家里监测血糖水平，并做好记录，为医生提供重要的资料，有利于医生制订出合理的治疗方案。

1. 为什么要了解血糖水平并将其控制在理想范围内？

　　在一天中，您的血糖随着进食的种类、进食的时间、进食的量而变化，运动量和运动时间也会影响您的血糖。通过监测身体一天中血糖的水平，可以帮助医生为您调整治疗方案，确定最佳的饮食时间、进食量、食物种类，还可以告诉您所做的运动是否安全。

　　随着孕周的增加，胰岛素抵抗逐渐增强，有些孕妇仅通过饮食治疗和运动不能将血糖控制在理想范围，可能需要注射胰岛素控制血糖。了解一天不同时段的血糖水平，将会帮助医生给您计算合适的胰岛素用量和使用时间。

2. **自我血糖监测的具体方法是什么?**

方法: 使用微量血糖仪监测血糖,方便、易操作。

目的: 家中自行监测血糖对于控制血糖在正常水平有很大帮助。

- 家中自行监测血糖,可以了解近期平均血糖水平。
- 将血糖值记录在表格里,是提供给医生近期血糖控制情况的重要资料。
- 当发现血糖升高难以控制时,要及时咨询医生,医生可能会调整您的治疗方案。
- 记录血糖以及进食食物可以帮助确认容易导致血糖增高的食物是哪一种。
- 监测血糖还可以预防低血糖。

主要步骤: 医生会逐条详细告诉您检测血糖的方法。

- 清洗并擦干双手。
- 搓热选好的手指,加速局部的血液循环。
- 用小针头刺破手指末端的两侧,针头不要循环使用。
- 将一滴血滴于测试条上,等待血糖结果。由于血糖仪种类的不同,医生会教您如何使用血糖仪,并给您解释血糖仪是如何工作的。

- 等待片刻（依据血糖仪的不同，等待的时间不同），血糖仪将会告诉您血糖值（图 5-1）。
- 在表格上记录血糖值，表格详见附录 1。

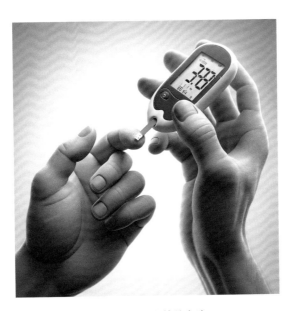

图 5-1　检测血糖的方法

在大多数药店都可以买到血糖监测设备，如血糖仪、针头和血糖试纸（图 5-2）。

需要的仪器：血糖仪、针头、试纸及纸巾。

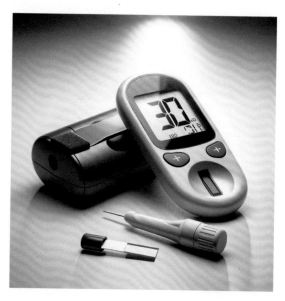

图 5-2　血糖仪、试纸和针头

血糖试纸的保存

记住要检查试纸的过期日期，并将其保存在干燥阴凉的地方，避免阳光直射。

动态血糖监测系统

动态血糖监测系统是通过助针器像肌内注射一样将头发丝样

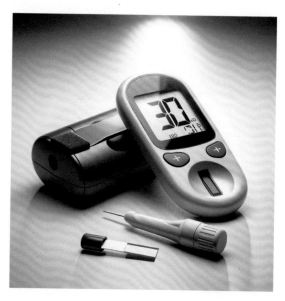

妊娠期糖尿病的治疗

的金属感受器送到人体的组织间隙，24 小时不间断地测定组织间隙葡萄糖浓度，每 5 分钟记录一个平均葡萄糖数值。经过计算机下载，医师可以实时了解到患者最详实的血糖变化信息。它可以捕捉到通过多次检测末梢血糖无法发现的不知觉低血糖、餐后血糖的峰值、高低血糖持续时间，从而为临床医师选择药物、判断疗效、制订合理的饮食结构提供最科学的依据。

连续动态血糖临测可用于血糖控制不理想的孕前糖尿病患者或血糖明显异常需要加用胰岛素的妊娠期糖尿病患者。大多数妊娠期糖尿病患者并不需要连续动态血糖监测。

糖化血红蛋白反映抽血前 2~3 个月的平均血糖水平，可作为评估糖尿病患者长期控制情况的良好指标，多用于妊娠期糖尿病患者的初次评估，需胰岛素治疗的妊娠期糖尿病患者推荐每 2 个月检测 1 次。

3. 什么时间测血糖合适？

根据医生的建议决定每天测血糖的时间，至少应该每天测 4 次血糖（血糖小轮廓：早晨空腹、三餐后 2 小时血糖）。

如果您的血糖很高或在应用胰岛素治疗期间，还可能需要测夜间血糖，也就是睡前血糖或凌晨血糖，必要时加测三餐前血糖（血糖大轮廓：三餐前、三餐后 2 小时及夜间共 7 次血糖）。

4. 如何知道血糖是否正常?

　　尽管一天中您的血糖会有所变化，但每个时间点都有一个正常范围，只要检测血糖值在该范围内就是正常的，如果超出这个范围，要及时和医生联系，调整治疗方案，尽早使您的血糖降到正常。各时间点血糖正常范围见表 5-1。

表 5-1　妊娠期血糖控制标准

时间	血糖（mmol/L）	血糖（mg/dl）
空腹及餐前 30 分钟	3.3~5.3	60~95
餐后 2 小时及夜间	4.4~6.7	80~120

注意：餐后 2 小时是指由进食第一口饭开始计算时间。

第六章　高血糖孕妇的膳食指导

1. 妊娠期糖尿病的医学营养治疗（MNT）原则是什么？

妊娠期糖尿病（GDM）患者的医学营养治疗（MNT）旨在通过合理饮食来控制血糖和保持母婴健康（图 6-1）。

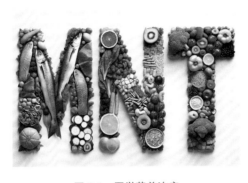

图 6-1　医学营养治疗

医学营养治疗原则：

- 控制总能量与建立合理饮食结构：平衡饮食中的能量摄入，避免过量摄入。
- 均衡营养：合理控制碳水化合物、蛋白质和脂肪的比例，确保获得全面营养。
- 少量多餐：分散食物摄入，有助于更好地控制血糖，同时预防夜间低血糖。
- 高纤维饮食：纤维素有助于控制血糖水平和改善便秘。

- 饮食清淡，低脂少油，少盐：避免精制糖和过多的盐分摄入。
- 合理控制孕妇和胎儿体重增长：避免过快的体重增加，以减少妊娠并发症的风险。

妊娠期糖尿病患者的孕期饮食特点

- 每日能量需求：1 800~2 200kcal，通过少量多餐来满足。
- 营养比例：碳水化合物占 50%~60%，蛋白质占 15%~20%，脂肪占 25%~30%（图 6-2）。

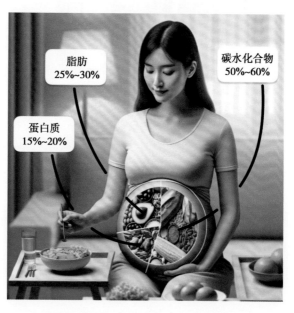

图 6-2　糖尿病孕妇每日碳水化合物、蛋白质和脂肪比例合理

- 营养成分：饮食中应包含碳水化合物、蛋白质、脂肪、维生素与矿物质。
- 食物选择：优选非精制碳水化合物和粗粮，同时确保食物中含有丰富的维生素和纤维素。

营养建议：

- 碳水化合物：选择全谷物、糙米、豆类等低血糖生成指数的食物。
- 蛋白质：优选瘦肉、鱼类、豆制品等高质量蛋白源。
- 脂肪：选择健康的脂肪来源，如橄榄油、坚果等。
- 维生素与矿物质：通过蔬菜、水果和均衡饮食来补充。

（1）碳水化合物

妊娠期糖尿病孕妇的饮食管理中，碳水化合物是一个关键的组成部分，因为它们直接影响血糖水平。以下是关于碳水化合物的重要信息和建议：

碳水化合物的作用和影响：

- 能量来源：碳水化合物通过消化分解成单糖（如葡萄糖），为身体提供主要的能量。
- 血糖影响：摄入的碳水化合物量会直接影响血糖水平。大量摄入可能导致血糖急剧升高。

- 平衡摄入：需要在提供能量和控制血糖之间找到平衡。建议碳水化合物摄入占总能量的50%~60%，每日不低于175g，以保证胎儿大脑获得足够的血糖供给，同时避免发生酮症。

碳水化合物的选择和摄入建议：

- 谷类食物：以五谷、根茎为主要来源，推荐荞麦面、燕麦片、小米等粗杂粮，因为这些食物含有较低的血糖生成指数（GI），有助于缓慢释放能量，减少血糖波动。
- 蔬菜：绿叶蔬菜含有大量维生素、矿物质和粗纤维，对血糖影响较小，可以适量食用。
- 水果：选择草莓、菠萝、柚子和猕猴桃等低糖含量和富含可溶性纤维的水果，避免或限制香蕉、甘蔗、龙眼和葡萄等高糖水果的摄入。

膳食纤维的重要性：

- 膳食纤维：属于碳水化合物的一类，有助于控制餐后血糖上升幅度，改善葡萄糖耐量和降低血胆固醇。
- 摄入推荐：每人每日摄入25~30g膳食纤维。全谷类食物、麸皮、干的蔬菜、坚果是不可溶性膳食纤维的良好来源；燕麦、大麦、水果等食物中富含可溶性膳食纤维。

（2）蛋白质

　　妊娠时期孕妇蛋白质的摄入量一定要满足，因为蛋白质不但是维持子宫和胎盘正常发育的重要营养物质，而且对胎儿的正常发育也非常重要。孕期应适当增加蛋白质的摄入，推荐饮食蛋白质占总能量的15%~20%，其中动物性蛋白至少占1/3。富含优质蛋白质的食物有：肉类包括禽、畜和鱼肉，蛋类，奶类，以及豆类，特别是大豆等（图6-3）。

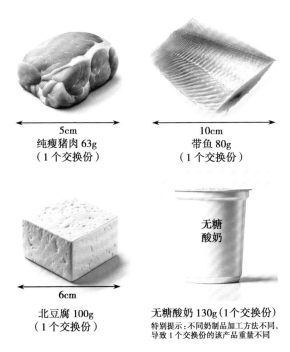

5cm
纯瘦猪肉 63g
（1个交换份）

10cm
带鱼 80g
（1个交换份）

6cm
北豆腐 100g
（1个交换份）

无糖酸奶

无糖酸奶 130g（1个交换份）
特别提示：不同奶制品加工方法不同，导致1个交换份的该产品重量不同

图6-3　富含蛋白质的食物

（3）脂肪

推荐膳食脂肪量占总能量百分比为 25%~30%，脂肪的类型
和食物来源见表 6-1。表中越往下的脂肪对身体越有害。请记住
以下要点：

- 在营养充足时，饱和脂肪酸、反式脂肪酸和胆固醇
  的摄入应尽可能少。
- 烹调油选用不饱和脂肪酸含量较高的橄榄油、山茶
  油、大豆油或玉米油。
- 应适当限制饱和脂肪酸摄入，糖尿病患者伴高脂血症
  者饱和脂肪酸摄入量不应该超过总摄入能量的 7%。
- 反式脂肪酸能降低高密度脂蛋白胆固醇，增加低密
  度脂蛋白胆固醇，糖尿病孕妇应尽量减少反式脂肪
  酸的摄入。

表 6-1　脂肪的种类和食物来源

脂肪类型	主 要 来 源
单不饱和	橄榄油、茶籽油、花生油,腰果、杏仁、花生等坚果
多不饱和	玉米油、大豆油、红花籽油、棉籽油、鱼油、鱼
饱和	全脂牛奶、黄油、巧克力、干酪、冰淇淋、红肉、椰奶、椰子油
反式	大部分人造黄油、植物油制的起酥油、深锅炸土豆片、快餐炸品、烘烤食品

（4）维生素和矿物质

在妊娠期间，孕妇的营养需求会有所增加，尤其是对某些维生素和矿物质的需求。

维生素 D：

作用：维生素 D 对于胎儿骨骼系统的建立非常重要，可帮助调节体内钙的平衡。

来源：可以通过饮用加入维生素 D 的牛奶或晒太阳来获取。

摄入量：高危孕妇（素食者、深色皮肤、日晒少）全妊娠期应保证充足的维生素 D 摄入，每日 1 000~2 000IU，补充量应大于 400IU。

叶酸：

作用：叶酸对于预防神经管缺陷非常重要。

来源：富含叶酸的食物包括绿叶青菜（如菠菜和芥蓝菜）、豆类、动物肝脏、橙子和全麦面粉等。

摄入量：妊娠期需要量比平时增加 2 倍。

B 族维生素和维生素 C：

作用：B 族维生素和维生素 C 都是重要的营养素，它们在人体中扮演着不同但至关重要的角色。

来源：在多数食物中含量较多，通常不会缺乏。

摄入量：这些维生素的需求量轻微增加。均衡多样化且富含绿色蔬菜、未经加工的全谷物饮食可以保证足量 B 族维生素和维生素 C 的摄入。

铁：

作用：铁元素对于预防孕妇贫血和降低胎儿死亡率至关重要。

来源：含铁高的食物包括动物肝脏等。

摄入量：孕中期和孕晚期的推荐摄入量分别为每日 24mg 和 29mg。

钙：

作用：钙对于胎儿骨骼的发育非常重要。

来源：牛奶是主要来源。对于不能喝牛奶的孕妇，可在医生指导下服用钙片。

摄入量：孕中晚期每日应保证 1 000mg 钙的补充。

2. 如何制订膳食计划？

妊娠期糖尿病妇女所遵循的健康饮食计划一定要确保足够的营养，膳食计划包括：

（1）每日总能量合理分布

　　膳食计划是医生和营养师根据您的情况而制订的，每天要计算总能量、碳水化合物的总量和每餐及加餐的量。每餐和加餐中碳水化合物的量可有少许变化，但一天的总量要在一定的范围内。各餐次提供能量的比例见图 6-4。

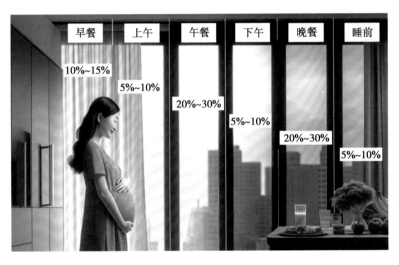

| 早餐 | 上午 | 午餐 | 下午 | 晚餐 | 睡前 |

10%~15%

5%~10%

20%~30%

5%~10%

20%~30%

5%~10%

图 6-4　各餐次提供能量的比例

　　加餐量根据两餐间隔时间，一般建议餐后 3~4 小时加餐。

（2）改变饮食习惯来帮助控制血糖

规律饮食：

对于妊娠期糖尿病的妇女，建议每天至少吃三顿适量的正餐，外加 2~4 次加餐。这样做的目的是为了帮助保持血糖稳定，并减轻胰腺的工作压力。即使你不觉得饿，定时加餐也很重要，这样能帮助整天吃进去的碳水化合物均匀分配，有助于控制血糖。

每餐适量碳水化合物：

医生会建议您把一天所需的碳水化合物合理分配到每顿饭和加餐中。碳水化合物直接影响血糖水平，所以适量摄入有助于保持餐后血糖不会升得太高。

睡前加餐：

在您睡觉前，需要吃含有碳水化合物的加餐，比如一杯牛奶、一份水果或几片饼干。这样做可以帮助保持您整夜的血糖在正常范围内。强调睡前加餐的原因是，它可以有效预防夜间低血糖。如果晚上发生低血糖，可能会刺激身体产生升高血糖的激素，从而导致早上和早餐后血糖显著升高。这样的话，胰岛素需求量增大，会加重本来就不太好的胰腺负担，使得血糖控制更加困难。因此，建议妊娠期糖尿病患者定时在夜间加餐，而不是等到感到饿了再吃。

（3）饮食管理成功的标志

寻求医生的帮助：

如果您需要改变饮食习惯来控制血糖，请务必向医生求助。医生会根据您的情况给出专业的建议。

血糖控制的标志：

一个成功的饮食计划会帮助您把血糖控制在正常范围内。如果您发现血糖值异常，请及时与医生沟通。此外，如果您的体重增加保持在合理范围内，没有尿酮体和其他不适症状，这说明饮食计划是合理的。

坚持健康的饮食计划：

健康饮食的第一步是选择合适的食物，并计算每顿饭中的碳水化合物量和食物交换份。坚持这样的饮食计划是控制妊娠期糖尿病的最好方法。

糖尿病孕妇各类食物的食用规则是什么？

（1）可以自由进食的食物

一些食物只含有极少量的能量或者碳水化合物，所以可以自由进食（图6-5）。

蔬菜

大多数蔬菜含有很少的能量和碳水化合物，所以可以自由食用。但要注意，某些含淀粉的蔬菜（如土豆、甘薯、木薯、南瓜等）含有较多的碳水化合物，这些蔬菜的食用量需要控制。其他非淀粉类蔬菜可以自由食用，但它们产生的热量应该计入全天总热量中。

饮品

可以自由饮用纯净水、清汤、无糖汽水、矿泉水、无糖的菊花茶和无糖的大麦茶。这些饮品基本不含能量和碳水化合物，适合妊娠期糖尿病患者。

调味品和酱汁

辣椒粉、薄荷、香料、胡椒、醋等调料可以自由食用。这些调味品一般不含或只含极少量的能量和碳水化合物，对血糖影响不大。

蔬菜（除含淀粉的蔬菜外）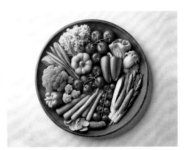

无糖饮品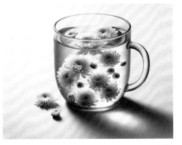

调味品和酱汁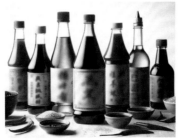

图 6-5　可以自由进食的食物

（2）需要控制食用量的食物

食用含碳水化合物的食物后，这些碳水化合物会被转化成葡萄糖，然后被吸收进血液，供给肌肉能量。虽然吃太多含碳水化合物的食物会使血糖升高，但碳水化合物仍然是饮食中非常重要的一部分，因为它们是主要的能量来源。

选择富含纤维的食物：

纤维素可以帮助减缓葡萄糖吸收进血液的速度，从而帮助控制血糖。这些食物包括粗粮、全麦面包、全麦饼干、燕麦、黑绿豆米饼和全麦或高纤维通心粉等。

淀粉类蔬菜：

淀粉类蔬菜，如土豆、甘薯、木薯、南瓜、胡萝卜、莲藕、荸荠等，都含有碳水化合物。在食用这些蔬菜时，应适当减少主食摄入量。

豆类：

黄豆、红豆、绿豆等也是好选择，因为它们富含纤维。

新鲜水果：

大部分新鲜水果都可以食用，但需控制食用量。不建议食用榴莲（含脂肪较高）、荔枝和香蕉。

乳制品：

选择脱脂或低脂牛奶、无糖酸奶等乳制品（图 6-6）。

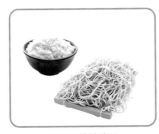
米饭及其替代品

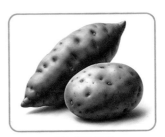
含淀粉类蔬菜

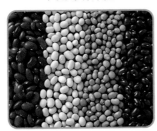
豆类

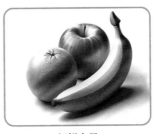
新鲜水果

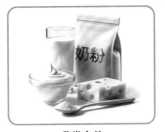
乳类食品

图 6-6　需要控制食用量的食物

（3）需要适量摄入的食物

富含蛋白质的食物

　　蛋白质对机体的生长和修复非常重要，对胎儿的成长也起重要作用。蛋白质的来源主要有：瘦肉，不带皮的家禽类，鱼，海鲜，鸡蛋，豆制品（如豆腐），见图 6-7。富含蛋白质的食物不会直接升高血糖水平，但是摄入过多会导致体重增长。

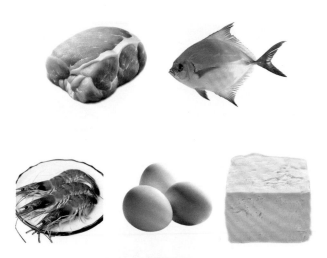

图 6-7　需要适量摄入的食物

（4）需要少量摄入的食物

脂肪是一种很好的能量来源，但它不会直接导致血糖升高。然而，过多摄入含脂肪的食物可能导致体重增加（图6-8），这会让糖尿病更难控制。

减少脂肪摄入的方法

- 尽量减少烹饪时使用的烹调油、人造奶油、蛋黄酱和色拉酱等。
- 减少坚果（如腰果、榛子、花生等）的食用量。
- 避免摄入奶油、椰奶及其制品，以及油炸或油腻的食物。

避免食用的高脂肪食物：

应避免食用一些高脂肪的食物，如辣味米粉汤、饭团、炸胡萝卜糕、炸春卷、炸薯条、咖喱、泡芙等。

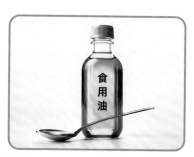

烹调时尽量减少烹调用油、人造奶油、蛋黄酱、色拉酱等

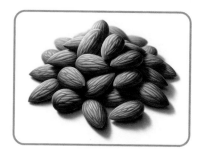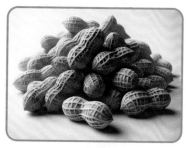

减少坚果的食用量（如巴旦木、腰果、榛子、花生）

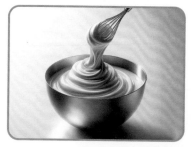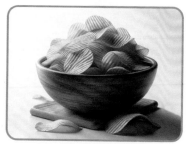

避免食用的高脂肪食物
奶油、椰奶以及椰奶制作的食物，油炸或油腻的食物

图 6-8　需要少量摄入的食物

（5）不要食用的食物

含糖的食物和甜食都富含碳水化合物，食用后会导致血糖升高。这些食物通常营养价值不高，同时含有高能量，可能导致体重增加（图 6-9）。

应避免的食物和饮料：

- 所有类型的糖：如葡萄糖、方糖、红糖。
- 早餐酱：果酱、橘子酱、蜂蜜、枫树糖浆、咖椰酱、巧克力酱等。
- 甜饮料：牛奶麦芽饮料、谷类饮料、3合1饮料、调味牛奶饮品（如巧克力味、草莓味奶）、发酵的牛奶饮料、大部分孕妇营养补充饮品、浓缩牛奶、果汁、糖浆、甜酒、软饮料、甜味的即冲饮品、调配饮料等。
- 甜的零食：蛋糕、甜饼干、油酥点心、果冻、琼脂、冰淇淋、果味酸奶、甜汤和甜品等。
- 糖果：巧克力、太妃糖、水果口香糖、水果软糖等。
- 水果：罐头水果、干果、脆制水果、榴莲等。

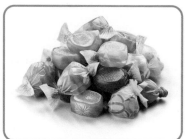

糕点糖果

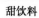

甜饮料

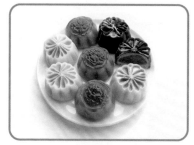

甜的零食

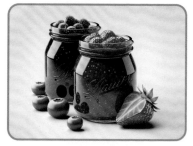

早餐酱

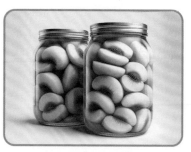

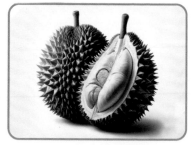

水果

图 6-9　应避免食用的食物

4. 什么是食物交换份与食物交换法?

在中国的膳食指导中,食物被分为四大类,进一步细分为八小类(图 6-10)。这些类别包括谷薯类、蔬菜类、水果类、大豆类、奶类、肉蛋类、坚果类和油脂类。这种分类有助于确保饮食的多样性和均衡。

食物交换份是一种方便的方法,用于在不同食物之间进行替换,特别是对于需要特别饮食管理的人群。一个食物交换份指的是一定量的食物,这些食物在重量上不同,但每份提供大约 90 千卡(kcal)的能量。

这种方法的好处是,它允许在相同能量水平上,不同类型的食物可以互相替换。例如,一个大鸡蛋(约 60g)可以替换成 50g 的瘦肉或 100g 的豆腐,因为它们提供的能量大致相同。这样的替换有助于保持饮食多样性,避免单调,同时也方便了妊娠期糖尿病孕妇更好地控制饮食。

一个食物交换份中营养素含量见表 6-2。这个食物表中的食物由医生为您提供的健康饮食的食物组成,他将会告诉您每种食物一个交换份的量,以及它的血糖生成指数和血糖负荷。如果您经常吃的食物不在这个表中,可咨询您的医生,它属于哪一类,一份是多少。

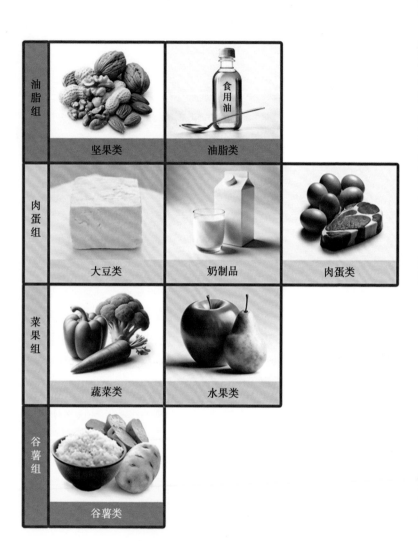

图 6-10　食品的四大类、八小类

妊娠期糖尿病的治疗

表 6-2　中国食品交换份的四大类（八小类）内容和营养价值

（含能量 90kcal）

组别	类别	每份重量（g）	蛋白质（g）	脂肪（g）	碳水化合物（g）	主要营养素
谷薯组	1. 谷薯类	25	2.0	—	20.0	碳水化合物、膳食纤维
菜果组	2. 蔬菜类	500	5.0	—	17.0	无机盐、维生素、膳食纤维
	3. 水果类	200	1.0	—	21.0	
肉蛋组	4. 大豆类	25	9.0	4.0	4.0	蛋白质、脂肪
	5. 奶制品	160	5.0	5.0	6.0	
	6. 肉蛋类	50	9.0	6.0	—	
油脂组	7. 坚果类	15	4.0	7.0	2.0	脂肪
	8. 油脂类	10	—	10.0	—	

　　表中各类食物每一份的食物重量,每一份食物所含能量是一样的,在制作食品的时候,食品之间可以互换一种。

　　除特殊标出外,上述食物重量是指未加工前的食物重量。

5. **什么是食物血糖生成指数和血糖负荷？**

血糖生成指数（GI）：

- GI 是一个衡量食物影响血糖水平升高程度的指标。
- 高 GI 食物在消化吸收过程中速度快，能迅速使血糖升高。例如，白面包和一些加工食品。
- 低 GI 食物消化吸收慢，血糖升高的幅度和速度较低。例如，全麦面包和大部分水果。
- 选择低 GI 食物有助于糖尿病患者更好地管理血糖。

血糖负荷（GL）：

- GL 是一个衡量食物中的碳水化合物"质"和"量"对血糖影响的综合指标。
- 计算方式：GL=GI×碳水化合物含量（g）/100。
- 即使某些食物的 GI 较高，但如果它们含有的碳水化合物很少，那么它们对整体血糖水平的影响可能并不大。例如，南瓜的 GI 较高，但碳水化合物含量低，所以它对血糖的影响相对较小。

建议：

- 不要单纯根据食物的 GI 来决定食物的好坏。因为不同人对同一种食物的血糖反应可能有所不同。
- 在饮食中，考虑 GI 和 GL 来选择食物，有助于更好地管理血糖水平。

- 选择粗制食物（如全谷物而非精制谷物），吃整个水果而不是果汁，可以帮助控制血糖。
- 饮食应多样化，不要因为某种食物的 GI 或 GL 较高就完全避免，以免造成饮食单调。

6. 如何计算各类食物交换份？

每份营养成分：提供 90kcal 能量，2g 蛋白质，20g 碳水化合物。

交换份举例：25g 生大米、生面粉可以换成 65~70g 熟大米饭，或者其他等量的谷薯类食物（图 6-11，图 6-12）。

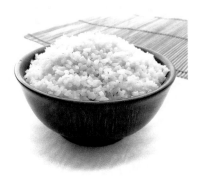

图 6-11　1 个食物交换份的米饭

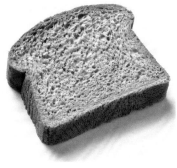

图 6-12　1 个食物交换份的面包

肉蛋类：

每份营养成分：每份提供 90kcal 能量，9g 蛋白质，6g 脂肪。

交换份举例：50g 瘦猪肉或牛羊肉可以换成同等能量的其他肉类或蛋。

奶类：

每份营养成分：每份提供 90kcal 能量，5g 蛋白质，5g 脂肪，6g 碳水化合物。

交换份举例：160g 牛奶可以换成相应量的奶粉、脱脂奶粉或其他奶制品。

大豆类：

每份营养成分：每份提供 90 kcal 能量，9g 蛋白质，4g 脂肪，4g 碳水化合物。

交换份举例：50g 豆腐丝或豆腐干可以换成不同种类和量的豆制品。

蔬菜类：

每份营养成分：每份提供 90kcal 能量，5g 蛋白质，17g 碳水化合物。

交换份举例：500g 大白菜可以换成相同能量的其他蔬菜。

油脂和坚果类：

每份营养成分：每份提供 90kcal 能量。

交换份举例：10g 花生油或其他种类的油，以及不同量的坚果（图 6-13）。

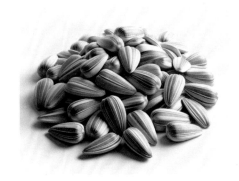

图 6-13　1 个食物交换份的瓜子

以上等比例大小的食物，提供能量 90kcal。可换算成花生米 15g（去皮）、干核桃 15g（去皮）、腰果 15g。

水果类：

每份营养成分：每份提供 90 kcal 能量，1g 蛋白质，21g 碳水化合物。

交换份举例：200g 以下的水果，如苹果（图 6-14）、橘子等，或者其他量的不同水果。

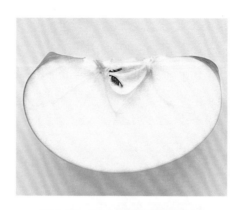

图 6-14　1/4 个食物交换份的苹果

以上重量的苹果，提供能量 25kcal。可换算成猕猴桃 50g(去皮)、草莓 70g、柚子 60g、葡萄 55g、香蕉 35g。

小贴士

如何知道您吃的食物的营养成分、能量呢？

了解食物的营养成分和能量有两种方法：

- 对于超市购买的包装食物，可以查看食品标签。
- 对于自己加工的生鲜食物，需要使用计量工具，并根据食物交换份来计算。

食物标签包括：产品名称、营养成分表、保质期、贮藏和使用方法、厂商资料、数量和净重等。为了知道您食入的能量和营养成分，我们要着重看营养成分表，下面举例了解某品牌酸奶的营养成分表（图 6-15）。

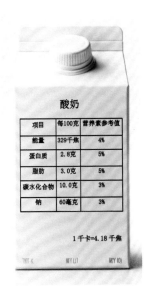

酸奶

项目	每100克	营养素参考值
能量	329千焦	4%
蛋白质	2.8克	5%
脂肪	3.0克	5%
碳水化合物	10.0克	3%
钠	60毫克	3%

1千卡=4.18千焦

图 6-15 某品牌酸奶食物标签显示的营养成分表

食物包装的背面大部分写有"营养成分表"。营养成分表会列出一个单位食物中能量和营养素的量，如脂肪、蛋白质、碳水化合物、维生素和矿物质。

成分表中的食物单位往往是 100g（会印在营养成分表上），而不是整个包装内全部的食物，全部食物的能量和营养素还要按照其重量换算过来。大部分营养成分表上，能量的单位是千卡（kcal），如果遇到千焦（kJ），要换算过来。

1kcal=4.2kJ

上面例子中的 329kJ=329/4.2=78.3kcal

营养素参考值指的是，当假定一天摄入的总能量为2 000kcal 时，一个单位的食物所提供的能量、营养所占的全天应摄入的食物比例。

有些食品上标有英文，请您记住，calories（卡路里），代表的就是前文的能量，其意义等同于千卡。

8. 自己加工食物的计量工具有哪些？

　　家庭用的计量工具，包括食物电子秤、尺子、量杯（可用矿泉水瓶自制），见图6-16。食物电子秤是很重要的测量工具，为了您和孩子的健康，选购一款电子秤很重要。

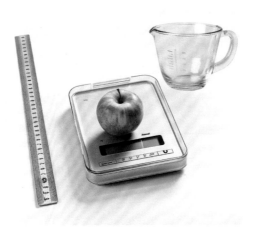

图6-16　自己加工食物的计量工具

高血糖孕妇的饮食设计步骤是什么？

（1）推荐营养摄入量

每日总能量摄入应基于孕前体重和孕期体重增长情况来推荐，详见表 6-3。

表 6-3　GDM 孕妇每日能量摄入推荐（基于孕前体重类型）

体重类型	能量系数（kcal/kg 理想体重）
低体重	35~40
理想体重	30~35
超重 / 肥胖	25~30

糖尿病孕妇需要适当控制每日摄入总能量，应避免能量限制过度（早孕期尽量不低于 1 600kcal/d，孕晚期不低于 1 800kcal/d），碳水化合物摄入过低可能导致酮症的发生，对母亲和胎儿都会有不利影响。

我国女性的正常身高为 150~175cm，这里的理想体重指的是 [身高（cm）-105]。身材过矮或过高的孕妇需要根据患者的状况调整膳食能量推荐。妊娠中晚期所需的能量在此基础上平均增加约 200kcal/d；而在多胎妊娠者，应在单胎基础上每日适当增加 200~300kcal 能量摄入。

表 6-4　不同能量糖尿病饮食内容举例（供参考）

能量 （kcal）	交换份 （份）	谷薯类 （份）	蔬菜类 （份）	水果类 （份）	肉蛋豆类 （份）	乳类 （份）	油、坚果类 （份）
1 600	18	9	1	1	3	2	2
1 800	20	10	1	1	3	3	2
2 000	22	10	1.5	1	4	3	2.5
2 200	24	11	2	1	4	3	3

此表适用于无肾功能异常及血脂异常的妊娠期糖尿病患者。

1 600kcal：谷薯类占 50%　蔬菜类占 6%　水果类占 6%
　　　　　肉蛋豆类占 17%　乳类占 11%　油、坚果类占 12%
1 800kcal：谷薯类占 50%　蔬菜类占 5%　水果类占 5%
　　　　　肉蛋豆类占 15%　乳类占 15%　油、坚果类占 10%
2 000kcal：谷薯类占 45%　蔬菜类占 7%　水果类占 5%
　　　　　肉蛋豆类占 18%　乳类占 14%　油、坚果类占 11%
2 200kcal：谷薯类占 46%　蔬菜类占 8%　水果类占 4%
　　　　　肉蛋豆类占 17%　乳类占 12.5%　油、坚果类占 12.5%

（2）饮食设计步骤举例

举例：妊娠期糖尿病孕妇，29 岁，孕 32 周，身高 165cm，现体重 85kg，孕前体重 60kg，职业为银行会计。采用单纯饮食治疗，未出现明显并发症。

制订食谱步骤：

- **第一步**：计算标准体重：165-105=60（kg），实际体重85kg，较孕前体重增加25kg，属于体重增加过多者，职业属轻体力劳动。

- **第二步**：计算每日所需总能量：按照糖尿病要求的能量供给标准，每日应摄入能量标准为30~35kcal/kg。则全天所需总能量：

$$60×（30~35）=1\,800~2\,100kcal$$

- **第三步**：计算食品交换份份数：

$$（1\,800~2\,100）/90=20~23\,份$$

- **第四步**：把各类食物份数合理地分配于各餐，根据自己习惯和嗜好选择并交换食物（见表6-4，仅供参考）。
- **第五步**：将食物安排至各餐次中，制订平衡膳食。

10. 食物交换份应用的窍门有哪些？

（1）同类食品可以互换。

50g 大米可以和 50g 面粉互换；25g 饼干可以和 25g 燕麦片互换；50g 瘦肉也可以和 100g 北豆腐互换。

（2）不同类食品当营养素结构相似时，也可以互换。

25g 燕麦片可以和 200g 橘子互换，它们所含能量、碳水化合物基本相近；35g 馒头与 500g 西瓜（带皮）也是等值的。

（3）在不增加全天总能量的条件下，不同类食物可以互换。

吃 500g 西瓜和 35g 馒头是一样的。只要血糖控制稳定，糖尿病患者每天吃一份水果减少 25g 主食也是可以的。

只要熟悉食品交换份的应用，日常饮食安排就比较自由了。只要不增加总能量、总脂肪量，糖尿病患者可以选择多种食品，也可以适当选择过去不敢选择的水果及主食。

但应记住，一天内凡是吃进的食物都要计算在总能量之内。比如零食吃了一些花生米、嗑了一把瓜子都要计算在能量之内。15g 花生米所提供的能量，相当于 10g 油、50g 瘦肉或 35g 馒头的能量。**因此，糖尿病患者最好不吃或少吃零食。**

为了更加便于患者快速掌握饮食，更好地防治糖尿病，我们提供一些食谱，供医务人员和妊娠期糖尿病孕妇参考。**需要提醒的是：**注意饮食的多样化，不要千篇一律，熟练应用食物交换份，必将为孕妇创造健康的生活。

妊娠期糖尿病孕妇 1 800kcal 一天食谱举例见附录 9。
妊娠期糖尿病孕妇 2 000~2 100kcal 一周食谱举例见附录 10。

11. 高血糖孕妇的常见问题有哪些？

（1）糖尿病医学营养治疗不会使母儿营养缺乏

有些母亲担心控制糖尿病就需要控制饮食，而"控制"就意味着"少吃"，因此担心少吃会影响宝宝的营养健康，造成营养缺乏。

糖尿病孕妇医学营养治疗的每日摄入量是在已经充分考虑了母儿营养需求的基础上制订的，能够保证营养的充足、平衡、合理，因此无须担心营养的缺乏。

（2）孕妇每天喝牛奶的原因和选择牛奶的学问

孕妇应多喝奶以保证摄入足够的钙，牛奶是最好的钙源，其他营养成分也可以帮助钙的吸收。牛奶里钙含量高，能满足宝宝骨骼和牙齿生长的需要。

对大多数患者来说，脱脂奶、低脂奶和奶产品是最好的补钙来源，因为它们含有钙和其他营养成分，而含脂肪较低（1%）的低脂奶是最好的来源。

每天需喝 250~500ml 牛奶，如果做不到或您对乳糖不耐受或者对奶产品消化有困难，医生会为您补充钙剂，您也可以选择其他不含乳糖而富含其他营养成分的产品。

（3）孕妇可食用人工甜味剂吗？

孕期饮用人工甜味剂者其子代发生大于胎龄儿的比例、7 岁时超重/肥胖率明显升高。

（4）孕妇的血糖控制标准与非孕妇不同

有些孕妇自己家里有糖尿病患者，于是就参照普通糖尿病患者的诊断和治疗标准，认为只要把血糖控制在餐后 8.0mmol/L 以下就可以"高枕无忧"了。其实，对于妊娠期血糖控制要求是更加严格的，基本要求达到或接近正常人血糖水平，如果只满足于普通糖尿病患者的血糖标准，就可能对胎儿的健康产生危险。

怀孕前血糖控制的标准

在血糖控制接近正常，避免低血糖情况下妊娠，血糖控制标准详见第一章"4. 糖尿病患者怀孕前需要做哪些准备"。

孕期血糖控制标准：

妊娠期糖尿病孕妇：

● 餐前血糖≤5.3mmol/L（95mg/dl）；餐后1小时血糖≤7.8mmol/L（140mg/dl）；或餐后2小时血糖≤6.7mmol/L（120mg/dl）。

● 夜间血糖不低于3.3mmol/L（60mg/dl），孕期HbA1c最好<5.5%。

孕前糖尿病孕妇：

早孕期血糖控制勿过于严格，以防止低血糖的发生。

孕期血糖控制目标：

● 餐前、夜间及空腹血糖3.3~5.4mmol/L（60~99mg/dl），餐后峰值血糖5.4~7.1mmol/L（100~129mg/dl），餐后2小时血糖≤6.7mmol/L（120mg/dl），HbA1c<6.0%。

（5）如果不按饮食方案吃饭会怎么样？

为控制好血糖，在医师的指导下，按照食谱吃饭是至关重要的。不然，您的血糖水平可能过高或过低，或者忽高忽低，导致一些严重的妊娠并发症。

（6）并非主食越少糖尿病控制越好

不少孕妇认为吃饭越少血糖控制情况就越好，故而只控制主食摄入。其实这会造成两种不良后果：一是由于主食摄入不足，总能量无法满足机体代谢的需要，导致体内脂肪、蛋白质过量分解，身体消瘦、营养不良，甚至产生饥饿性酮症而影响宝宝的正常发育。二是认为已经控制了饮食量，从而对油脂、零食、肉蛋类食物不加控制，使每日总能量远远超过控制范围。

糖尿病孕妇饮食需要控制摄入食物所产生的总能量，并且保持碳水化合物、蛋白质和脂肪的合理比例。而主食中含较多的复合碳水化合物，升血糖的速率相对较慢，在适当范围内应增加摄入量。而且，适量的碳水化合物是维持孩子大脑正常发育所必需的，因此妊娠期糖尿病孕妇不但不能过多限制主食的摄入，还应至少保证每日 200~250g 主食。

（7）咸味或者无糖食品不含糖也需要控制

部分患者错误地认为，糖尿病就是不吃甜的食物，但对于咸面包、咸饼干以及市场上大量不含糖的糖尿病专用甜味剂食品，饥饿时可以用它们充饥，对它们不需控制。其实各种面包、饼干都是粮食做的，与米饭和馒头一样，吃下去也会在体内转化成葡萄糖而导致血糖升高。而目前市场上大部分无糖食品都只是"无蔗糖"，而由一些含能量相对较低的甜味剂提供"甜味"，其食品本身仍由粮食、奶粉等制成，因此这类食品仍应计算入总能量范围内，但它们可以改善单调的口味，提高生活乐趣。

（8）GDM 孕妇摄入核桃、花生和松子等坚果类食物要适量

从营养学角度，坚果类食物确属营养丰富的食物，尤其是含有较高量的单不饱和脂肪酸，对于胎儿的脑和神经系统发育有益。但是人体对于脂肪酸的需要量有限，坚果类食物含有极高的

能量，过量摄入坚果类食物会使总能量增加，将导致能量超过身体的需要量而影响血糖的控制。

（9）膳食纤维对于控制血糖有利，但摄入量要适当

有些患者听说膳食纤维有降糖、降脂、通大便的功效，而粗粮含有较多的膳食纤维对身体有益，因此就每日只吃粗粮不吃细粮，这样做也违背了平衡膳食的原则。如果吃太多的粗粮，就可能增加胃肠的负担且影响蛋白质、维生素和一些微量元素等营养素的吸收，长期这样容易造成营养不良，对身体不利。因此，无论吃什么食品，都应当适度、平衡，选择主食也应当粗细搭配，膳食纤维的摄入量在每天 25~30g。

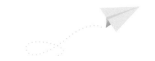

第七章　规律适量的运动

　　适当运动是配合饮食调节治疗患有 2 型糖尿病和妊娠期糖尿病孕妇的另一种措施，运动可以增加胰岛素的敏感性，使血糖水平趋于正常，运动还可利用碳水化合物，使血糖下降，所以运动疗法对于大多数患者是一种安全、有效的方法，并在某种程度上可以取代部分胰岛素治疗。请注意，因为 1 型糖尿病患者的血糖不稳定，不宜采取运动方式治疗。

1. 妊娠期糖尿病和 2 型糖尿病孕妇必须做运动吗？

　　适量运动是健康妊娠的重要组成部分，妊娠期糖尿病孕妇适量运动还可帮助自身的胰岛素更好地工作，是帮助控制血糖的有效途径。

2. 哪些孕妇不宜接受运动疗法？

- 心脏病
- 视网膜病变
- 双胎妊娠
- 宫颈机能不全
- 先兆早产或流产
- 胎儿发育迟缓

- 前置胎盘
- 妊娠期高血压疾病
- 1 型糖尿病孕妇

3. 如何做运动？

运动量还需要根据每名孕妇孕前的活动情况、是否有其他的健康问题而定。对一些妊娠期糖尿病的孕妇，规律适量的运动包括步行、慢跑、游泳、骑自行车等，都属于有氧运动。

您需要和医生商议该做哪些运动、运动的频次、运动的时间和强度。其中步行运动是目前最常用且最易让孕妇接受的妊娠期运动方式，每天步行运动的时间可维持在 30~60 分钟。

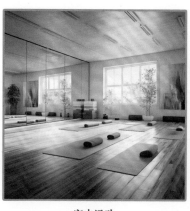 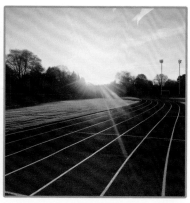

室内运动　　　　　　　　　　　　　室外运动

图 7-1　孕妇可进行的运动（举例）

4. 什么时候运动？

运动疗法应在医生指导下完成，在整个妊娠期间都可进行，并每周至少进行 150 分钟。

国际妇产科联盟（FIGO）建议每日运动 30 分钟，并在饭后健步走或手臂抬举 10 分钟。

小贴士

多数孕妇整个孕期都会坚持运动，医生会告诉您，接近预产期要减少运动。要记住运动 2~4 周，才会对您的血糖产生影响。

孕妇三餐前先休息，监测胎动正常，进餐 30 分钟后开始运动，运动时间控制在 20~30 分钟，运动后休息 30 分钟，同时计数胎动，注意有无宫缩，并监测血糖。

但在运动治疗期间应特别注意：若血糖 <3.3mmol/L 或血糖 >13.9mmol/L，或常出现低血糖症状，或出现宫缩、阴道出血、不正常的气促、头晕眼花、严重头痛、胸痛、肌无力等要停止运动治疗（低血糖的具体情况详见第八章）。

第七章 规律适量的运动

5. 怎么才能知道运动是否合适？

呼吸、心搏较静息时增快，但仍可自如交谈，则认为运动量较适宜；但若运动过程中出现说话吃力、喘息、呼吸困难等情况，则说明运动强度稍大，可适量减少运动量或停止运动。

运动指南会帮助您安全运动（表7-1）。

表7-1　运动指南

运动	不运动
除非医生告诉不能运动	外出工作或运动后太累
选择游泳、步行、孕妇有氧健身操	妊娠中晚期不做仰卧运动
穿着宽松轻便的衣服，不要太热或出汗太多	对腰腹有伤害的运动、不平衡的运动
要多饮水	太热的天气
吃健康饮食、体重增加正常	空腹或饥饿时
运动时呼吸较平稳状态下稍增快	超出自己的耐受力

第八章 胰岛素治疗

　　孕妇要遵循医生和营养师的指导，建立健康的饮食计划和规律适当的运动，通过这两种方法大部分糖尿病孕妇就可以将血糖控制到正常水平，并一直保持在这个范围内。但也有部分糖尿病孕妇光靠饮食和运动难以达到这个目标，如果经过饮食调节和运动疗法后1周左右，您的血糖监测水平还是居高不下，那么就需要胰岛素治疗了。

1. 胰岛素是什么？

　　胰岛素是胰腺胰岛细胞分泌的一种能够帮助血液中的葡萄糖转移到细胞中并将其利用的激素。在正常情况下胰岛素的分泌与体内血糖水平的高低处于平衡状态，但妊娠期糖尿病孕妇自身产生胰岛素抵抗，促使胰岛细胞分泌更多的胰岛素满足机体的需要，导致胰岛素相对或绝对不足，不能很好地利用体内葡萄糖，表现为血糖的异常增高。

　　如果通过饮食调节和适量运动仍不能控制高血糖，必须外源性地加用胰岛素，即皮下注射胰岛素才能使您的血糖保持在正常水平，而且不同孕周胰岛素的用量可能会有改变，医生将根据您的血糖水平进行调整。

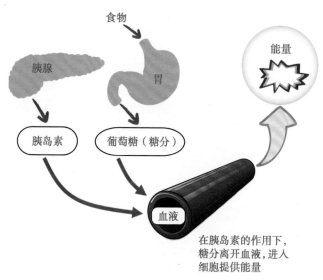

在胰岛素的作用下，
糖分离开血液，进入
细胞提供能量

如果胰岛素出现问题，则血糖升高

图 8-1　胰岛素出现问题导致血糖升高的机制

　　很重要的一点是：外源性胰岛素不会通过胎盘进入胎儿体内，所以即使是大量的胰岛素也不会伤害胎儿，可以放心地应用胰岛素保护您的宝宝。

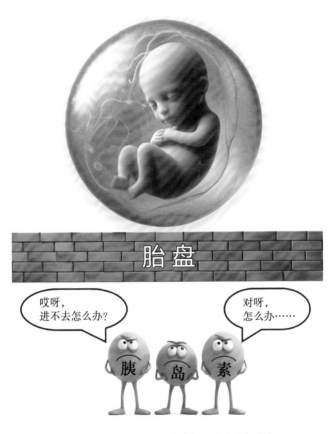

图 8-2 胰岛素不会通过胎盘，对胎儿很安全

2. 为什么要用胰岛素？

在您的治疗方案中，可能需要应用一定量的胰岛素。

如果有以下情况，您可能需要应用胰岛素。

- 您的血糖太高。
- 您的血糖多次升高。
- 您吃得并不少，但体重增加不足，且血糖维持在高水平。
- 在您的治疗计划中，您不适合运动治疗。

在这些情况下，保持健康妊娠最好的方法就是加用胰岛素。胰岛素不会影响胎儿。糖尿病日记可以帮助医生决定您什么时候开始应用胰岛素和胰岛素应用的时间。这就是记好糖尿病日记的重要性。

妊娠期糖尿病的治疗

3. 关于胰岛素应该了解哪些事情？

- 如果您需要应用胰岛素，并不意味着您控制血糖不够努力或者您对自己照顾得不好。这只是意味着您的身体对胰岛素不敏感，需要一些胰岛素使您的血糖回到正常范围。

- 应用胰岛素并不意味着您患有1型糖尿病。1型糖尿病患者一生必须每天应用胰岛素，因为他们的身体不能产生足够的胰岛素。妊娠期糖尿病患者应用胰岛素只是意味着您的身体需要额外的胰岛素维持胰岛素和血糖的平衡。宝宝出生以后，您的糖尿病将有可能消失，您也将随之停用胰岛素。

- 您需要胰岛素的剂量增加并不意味着您的妊娠有危险。随着孕周的增加，胰岛素抵抗增强，身体就需要更多的胰岛素克服胰岛素抵抗。无论您应用多少胰岛素，目标是将血糖控制到正常范围。多数妇女每天应用两次胰岛素，但您可能需要注射3次或3次以上胰岛素才能更好地控制血糖。

- 如果您压力较大或者由于血糖太高而感觉不舒服，您可能需要更多的胰岛素。一些药物也会导致您的血糖超出正常范围。

4. 糖尿病孕妇该怎么做?

医生会根据您的血糖情况决定胰岛素的注射频次和注射时间。遵从医生的建议将会确保您的妊娠安全。

医生将会教您怎样自己注射胰岛素，您可以应用表 8-1 记下医生告诉您的关于胰岛素的治疗细则。

表 8-1　胰岛素治疗要知道的内容

问　　题	答　　案
您需要胰岛素的种类?	
您应什么时候注射胰岛素?	
胰岛素的起效时间是多长?	
胰岛素的作用持续时间多长?	
怎样储存胰岛素?	
如何正确计算胰岛素用量?	
怎样自己注射胰岛素?	
您该饭前还是饭后注射胰岛素?	
注射胰岛素您有何感觉?	
用过的注射用具如何丢弃?	

5. 胰岛素种类有哪些？

见表 8-2。

表 8-2 妊娠期常用的胰岛素制剂及其作用特点

胰岛素制剂	起效时间	作用达峰值时间	最长持续时间
超短效人胰岛素类似物	10~20 分钟	30~90 分钟	3~5 小时
短效胰岛素	30~60 分钟	2~3 小时	7~8 小时
中效胰岛素	2~4 小时	6~10 小时	14~18 小时
长效人胰岛素类似物	1~3 小时	8~10 小时	18~26 小时

6. 应用胰岛素有什么特别说明？

（1）注意低血糖

无论任何时候，假如您的血糖低于 3.3mmol/L，说明您有低血糖。低血糖是很危险的。低血糖在妊娠期糖尿病孕妇中并不常见，但如果您应用胰岛素，低血糖的风险将增加。本章后文会详细讲述低血糖的问题。

（2）医生还会告诉您必要时检测尿酮体

当您的身体不能利用葡萄糖作为能源时，它就利用脂肪做燃

第八章 胰岛素治疗

95

料，分解自身的脂肪产生酮体，酮体从尿液中排出。如果您的膳食计划没有提供足够的碳水化合物或能量，或者您错过吃饭和加餐时间，或者外出超过 5 小时不吃东西，就可能出现尿酮体。孕期检查时医生会建议您检查尿酮体，看您是否摄入了足够的碳水化合物。或者您在家自行检测尿酮体。

医生将会给您提供更多关于检测尿酮体的信息，包括如何检测、从哪里买到检测设备、多长时间检测一次尿酮体、出现尿酮体怎么办。

（3）医生还会告诉您如何监测血压

血压升高可能发展为子痫前期。子痫前期是妊娠 20 周后血压突然升高并伴随下肢水肿。如果不治疗，子痫前期是很危险的并发症，会导致不良母儿妊娠结局和长期的健康问题。需要每天或每周进行血压检查，以及时发现病情变化。

如果您血压升高，医生还会让您检测尿蛋白。尿蛋白阳性是子痫前期的一项指标。假如您的血压升高，您必须做这项检查。医生会告诉您关于检测尿蛋白的相关信息，包括如何做、什么时候做和尿蛋白阳性怎么办。

7. 如何注射胰岛素？

（1）注射部位的选择（图 8-3）

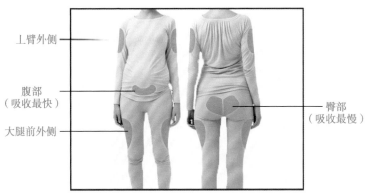

上臂外侧

腹部
（吸收最快）

大腿前外侧

臀部
（吸收最慢）

注意有规则地轮换注射部位和区域，如选择
上臂或臀部注射，建议在他人协助下进行

图 8-3　胰岛素的注射部位

注射位置

1. 腹部

2. 胳膊

3. 大腿和臀部

要选择一个部位，在这里轮换注射点。因为在不同部位，胰岛素的吸收率是不一样的，腹部注射可持续吸收胰岛素，是最佳选择（图 8-4）。

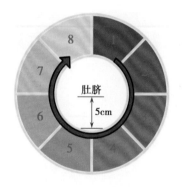

图 8-4　胰岛素注射部位的选择

（2）注射方法

用酒精棉签清洁注射点，捏起皮肤，将针垂直刺入，将胰岛素注射到皮下组织（图8-5）。

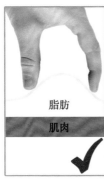

脂肪

肌肉

- 捏起皮肤注射：使用短细针头，尽可能保证正确皮下注射

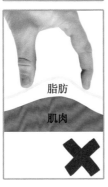

脂肪

肌肉

- 注射应保证在皮下注射，避免误入肌肉层，否则，胰岛素的吸收曲线将不能与血糖吸收峰值相吻合，血糖波动大

图8-5　胰岛素的注射方法

（3）胰岛素的储存

未打开的瓶子可以在冰箱冷藏室储存至有效期之前（图 8-6）。
开封 28 天后不要再使用。

1ml 的注射器可含 50~100U 的胰岛素，注射器一次性使用。

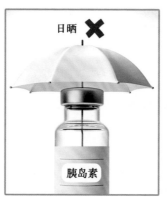

避免日晒

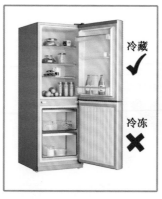

2~8℃冷藏

不要冷冻

图 8-6　胰岛素的储存

（4）操作技巧

1）准备好酒精棉签、注射器、胰岛素（如果有瓶盖，打开并开封）。

2）用肥皂和清水洗手。

3）滚动：将胰岛素瓶水平放在手里轻轻混匀（只适用于预混胰岛素）。

4）消毒：用棉签消毒胰岛素瓶橡胶盖。

5）核对胰岛素用量，将注射器内吸入同等量的空气，然后将针刺入橡胶塞往瓶内推入空气。

6）将注射器保留在瓶内，把瓶倒置，拿在一只手里，和眼睛平齐。

7）下拉注射器芯，抽出需要量的胰岛素。

8）检查注射器内有无气泡，如果有，轻弹注射器，排出一滴胰岛素。

9）从小瓶中拔出针头，并将瓶子放到一边。

10）用酒精棉球消毒注射部位，并待其自然风干。

11）将选择好的皮肤捏起。

12）用另一只手将针头快速刺入捏起的皮肤中，这样可以尽量减轻疼痛感。

13）放开捏起的皮肤，将胰岛素推入皮下，注射时间应为4~5秒。

14）将注射器从皮下拔出，如有少量出血，轻轻按压注射部位一会儿，不要揉搓注射部位，用酒精棉球对局部再次消毒。

15）记录注射的剂量。

小贴士

采用胰岛素治疗后饮食管理仍然很重要

有些患者因饮食控制血糖不佳而需要加用胰岛素治疗，也因此认为有了胰岛素就"天下太平"，不需再费神控制饮食了。这是非常错误的想法。

对于糖尿病患者来说，饮食控制是治疗的基础，胰岛素治疗必须在饮食相对固定的基础上才可以调整，如果饮食不控制，血糖会更加不稳定。因此，胰岛素治疗的同时，要配合营养治疗，是非常必要的。

妊娠期糖尿病的治疗

8. 什么是低血糖?

当血糖水平低于正常值的时候就会发生低血糖,低血糖对于您和您的宝宝都是有害的,甚至是危险的。

怀孕早期,可能比平时更易发生低血糖。低血糖发生的征兆可能因人而异,或完全没有征兆,且血糖降低的速度要比不怀孕时更快。

在孕期,因为妊娠期糖尿病而实行的严格饮食控制也会加大低血糖发生的风险(表 8-3)。

表 8-3　低血糖的原因和症状

为什么会发生低血糖	低血糖的感觉
运动量过大	饥饿感
错过进餐和加餐时间	感觉乏力
延迟进餐和加餐	颤抖或震颤
食物摄入量过少	出汗
胰岛素用量过多或使用时间不对	易激动
	感觉错乱
	失去知觉
	意识模糊
	幻觉

随时小心！尽早治疗！

记住：发生低血糖前，可能只有很小的一点征兆，要对任何症状都多加小心。

（1）如果觉得发生了低血糖

- 请用血糖仪，测量您的血糖。
- 摄入一些糖分，如3块糖或葡萄糖片、半杯（120ml）水果汁、半杯软饮料（普通）、2~4茶匙的糖或蜂蜜或糖浆。
- 15分钟后复查血糖，如果不能复查或仍感到低血糖的症状，再次摄入上述分量的糖分。
- 如果血糖仍然很低或感到不舒服，请到医院就诊。
- 如果在下顿饭或加餐前发生低血糖，马上进食，或者再加一顿餐来缓解目前的低血糖。

永远要随身携带：3 片葡萄糖片或糖果，以备不时之需（1 片葡萄糖片 =5g 糖分）。

（2）请严格遵循食谱

- 不要错过或推迟每顿饭。
- 一定要在饮食中包括所有要求的碳水化合物的供给。
- 如果锻炼的话（多于 1 小时），多加一顿餐。

对于注射胰岛素的孕妇，医生会告诉您什么时候应用胰岛素、什么时候吃饭。这两件事时间配合恰当，血糖才会控制得好。应用胰岛素时不要错过或延迟吃饭和加餐，避免影响血糖和胰岛素平衡。

（3）了解您的胰岛素什么时候作用最强

低血糖常常出现在胰岛素作用最强时，依赖于您的身体如何应用胰岛素和血糖。在胰岛素作用最强的时候要特别注意是否出现低血糖。

第八章 胰岛素治疗

（4）运动时要小心，但要坚持运动

胰岛素和运动都可以降低血糖。当两者联合应用时，血糖降得很快。运动前要测血糖，如果您的血糖低，要吃点东西并再次测血糖确保运动前血糖在一定的水平。要明白您的运动量、饮食的能量和应用胰岛素的量。当出现低血糖症状时，应立即停止运动并寻求帮助，或吃一些含糖的食物。

（5）外出的准备

当您外出时，带上胰岛素及其用具，特别是打算长时间外出时，您还应该带些含糖的食物。紧急情况下糖块最好。

感觉恶心、头晕目眩或劳累时要测血糖。

不正常的血糖结果要及时报告给医生，您可能需要更改治疗方案。

9. 如何记录糖尿病日记——每天的饮食、运动和血糖值？

（1）糖尿病日记是什么，为什么要记？

在笔记本上记下您每天的血糖值，您每餐及加餐吃的食物量和饮用的每样东西及其量，运动时间、运动量，使用胰岛素和降糖药的种类、时间和量，这就是糖尿病日记。

记录糖尿病日记有助于您更好地完成饮食治疗方案，控制血糖，有助于医生全面了解您的血糖控制情况，及时有效调整治疗方案。这些信息还可以帮助医生判断您是否需要应用胰岛素及胰岛素的用量。

当与医生谈论您的感受时，您会得到很多有益的信息。您的日记是您记下您的感受和问题的好地方，它会使您在下次围产期检查时记得和医生交流，反映您的问题。

（2）什么时候记？

随时将您所做的记入设计的表格中（空白表格见附录 11），避免忘记。坚持记日记是您要做的最重要的事情，它会让医生知道您吃的食物和做的事情，以便确定治疗计划是否需要变动。要记录那么多的东西刚开始可能会有很多工作要做。但您做得越多，受益就越多。

附录 12 和附录 13 是两个糖尿病孕妇的日记实例。

(3) 该怎么记?

医生会告诉您记下很多细节,要求您保存这些东西。

- 血糖值——您每次测的血糖是多少,您应控制的血糖范围?
- 食物——您食用的和饮用的东西是什么,食物的量是多少,是膳食方案中的食物吗,您吃加餐了吗,您的加餐是多少,比平时多或少?
- 运动的感觉——感觉如何,您认为舒服吗,感觉累吗,摄入的能量多吗?
- 运动信息——您做了什么运动,运动的时间,合适的运动范围,活动后感觉如何?
- 体重增加——您的体重增加在健康范围吗?
- 如果应用胰岛素或口服降糖药,请记下使用的时间和量。
- 在备注中注明:今天有什么特别的事情影响血糖?

(4) 营养测评

您记的糖尿病日记,里面有很好的饮食记录。很多医院有计算机软件,可以更快地帮助您计算饮食是否合理,给您进一步的饮食指导,这就是营养测评。

营养测评运用 24 小时膳食回顾法对孕妇膳食结构、全天进食能量及餐次比进行分析，提供不同孕期的能量需求标准及调整膳食的方案。

产后管理

第九章　产后的指导

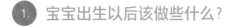

1. **宝宝出生以后该做些什么？**

通常情况下，宝宝出生以后医生会很快给其检测血糖。如果出现低血糖症状，需要立刻给宝宝哺乳，以便更多的葡萄糖进入体内。如果母亲不能开始哺乳，那就需要直接给宝宝口服或输注葡萄糖，医生会予以处理。

另外，您的孩子可能需要进行密切的监测，并且对于以下可能发生的情况进行治疗，比如低血钙或低血镁、红细胞增多症和黄疸等。这些情况都很容易治疗，并且一般不会威胁生命。

产
后
管
理

2. 如何进行母乳喂养？

　　妊娠期糖尿病妇女分娩后并不影响母乳喂养，我们鼓励进行母乳喂养，这样宝宝可以得到良好的营养供给。

　　在母乳喂养的时候感到食欲大增是一个非常常见的现象。但请不要大吃大喝（图 9-1），尤其是不能过多摄入高油脂的浓汤。

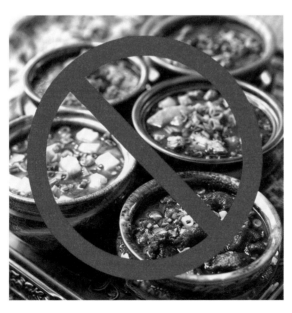

图 9-1　产后不能大吃大喝

小贴士

通过母乳喂养，可以
减少后代患糖尿病的风险，
所有患有糖尿病的妈妈均
应尽量坚持母乳喂养！

为了产生乳汁，每日需
要多消耗 500kcal 能量，在怀
孕期间积攒的脂肪可以提供
一些母乳喂养需要的额外能
量，所以在母乳喂养时很可
能体重逐渐减轻。

在母乳喂养时不能为了减肥而过分控制饮食，应该等到停止
母乳喂养或您的宝宝可以断奶吃固体食物后（一般 6 个月以后），
再开始减肥。

小贴士

产后需要继续糖尿病饮食吗?

产后 6 周内您的血糖应该恢复到正常水平，除非您
的糖尿病持续存在，否则不必一直采用糖尿病食谱。因
为您将来患 2 型糖尿病的风险高于普通人，因此要保持
合理的体重，可咨询营养师，他会设计合适的产后食谱
帮助您达到目标。

3. 如何进行产后随访？

多数妇女随着胎儿的娩出，血糖会逐渐恢复正常，您的糖尿病可能会自愈，但是需要产后 4~12 周时进行糖耐量试验来确认这一点。

这项检查可确认目前的状况和以后随诊的时间，见表 9-1。

表 9-1　产后糖耐量结果及随访

结果类别	随　　访
正常	每 3 年做一次血糖检查
糖耐量受损	每年做一次血糖检查，以预防为主，降低发生糖尿病的风险
糖尿病	与医生共同确定糖尿病治疗方案

少数妊娠期糖尿病母亲分娩后糖尿病并未消失，部分的妊娠期糖尿病母亲分娩后糖尿病好转，但出现"糖耐量异常"，即血糖较正常水平高，但还没达到糖尿病的标准。大部分的妊娠期糖尿病母亲分娩后症状消失，血糖正常，但在日后发生 2 型糖尿病的风险仍远高于一般人，尤其是肥胖者。

目前生育政策调整，第一次孕期患过妊娠期糖尿病者，再次妊娠时发生糖尿病的风险会明显增加。尤其是第一次妊娠时需要药物控制者，以及超重肥胖者，再次怀孕发生妊娠期糖尿病的机会更高。建议曾患过妊娠期糖尿病的女性今后要保持健康的生活方式，维持体重在合理范围，可以远离糖尿病。

2 型糖尿病在发病初期，往往没有明显症状，所以糖尿病检查非常重要。为了尽量降低今后患糖尿病的风险，您应该将体重保持在正常水平，按时进行锻炼和血糖监测。

另外，妊娠期糖尿病孕妇在产后 4~12 周，血脂异常者高达 2/3，这跟我们国家"坐月子"的风俗有一定的关系。同时高血脂也会对胰岛素抵抗产生影响。因此，建议您在产后 4~12 周复查时检测血脂及血糖。

4. 将来是否会发展为糖尿病？

如果您至少具备以下高危因素之一或更多，产后 5 年内患 2 型糖尿病的风险将大大增加，应请教医生关于 2 型糖尿病的问题：

- 孕 24 周前出现的血糖异常。
- 妊娠期血糖水平持续高于正常范围，使用胰岛素治疗者。
- 分娩后血糖水平高于正常。
- 产后 4~12 周检查发现糖耐量受损。
- 超重及肥胖。
- 糖尿病家族史。

如果有这些危险因素，每年进行糖尿病检查非常重要。并要记住低脂饮食、减肥、适量规律运动可以减少 2 型糖尿病的发病风险（图 9-2）。

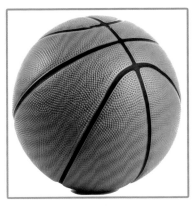 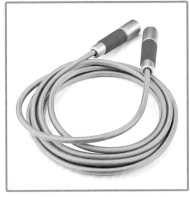

篮球　　　　　　　　　　　　　　跳绳

图 9-2　产后也要规律运动降低患糖尿病的风险

5. 可能提示患糖尿病的症状有哪些?

如果发现有以下情况,应及时报告医生,以及时检查血糖水平。包括:

- 口渴
- 尿频
- 非常乏力
- 无原因的体重明显减轻

有一项或几项以上症状并不一定意味着患有糖尿病,但医生会让您进行检查明确诊断。早期发现 2 型糖尿病会减少心血管系统、视网膜、肾脏、神经系统并发症的发生。

　　如果在妊娠期被诊断为糖尿病，那么您的宝宝在成长过程中发生肥胖、胰岛素抵抗、高血压及糖尿病等代谢综合征的风险将会增高，尤其是发生 2 型糖尿病的风险会随着年龄的增长不断增加。如果孩子的出生体重大于 4kg，他在 3~4 岁时发生肥胖和超重的风险均显著增加。这提示我们，在怀孕时患妊娠期糖尿病，产后一定要关注自身健康状况和宝宝生长发育情况，尤其要避免儿童体重增长过快，注意家庭的饮食生活方式，加强体育锻炼，尽量避免或延缓您及孩子都加入 2 型糖尿病人群（图 9-3，图 9-4）。

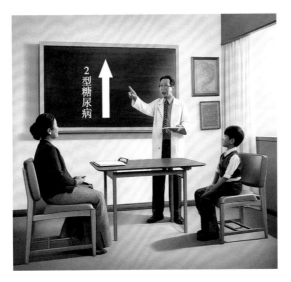

图 9-3　母亲和孩子都患有糖尿病

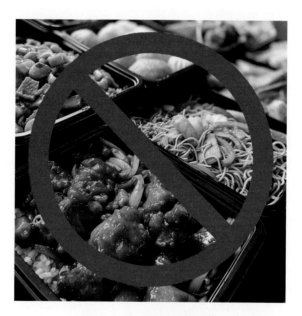

图 9-4 拒绝高油高热量食物

学龄前儿童膳食指南建议有哪些？

由中国营养学会妇幼营养分会推荐。

核心推荐包括：

食物多样，规律就餐，自主进食，培养健康饮食行为。

每天饮奶，足量饮水，合理选择零食。

合理烹调，少调料，少油炸。

参与食物选择与制作，增进对食物的认知和喜爱。

经常户外活动，定期体格检查，保障健康成长。

谷类为主，多吃新鲜蔬菜和水果，经常吃适量的鱼、禽、蛋、瘦肉，每天饮奶，常吃大豆及豆制品。

膳食清淡少盐，正确选择零食，少喝含糖高的饮料，食量与体力活动要平衡，保证正常体重增长，不挑食、不偏食，培养良好的饮食习惯。

通常情况下，三餐能量分配中，早餐提供的能量约占一日的30%（含上午 10 点的加餐），午餐提供的能量约占一日的40%（含下午 3 点的加餐），晚餐提供的能量约占一日的 30%（含晚上 8 点的少量水果、牛奶等）。

8. 儿童如何运动？

（1）可以天天做的运动，包括

走楼梯代替搭电梯、走路上学或回家、到操场玩耍、外出散步、做家务等。

（2）多做有氧运动及体育活动

最少 20 分钟，如游泳、骑单车、打篮球、打羽毛球、踢足球、慢跑、快走、跳绳等。

（3）做适量闲暇活动及游戏

如跳舞、武术、玩呼啦圈等。

（4）做强度及柔软度运动

如伏地挺身、仰卧起坐、伸展运动、举重练习等。

（5）做最少，包括看电视、玩电动或电脑

一次不超过 30 分钟。

9. 如何计划再次妊娠？

　　如果有过一次妊娠期糖尿病，再次妊娠患妊娠期糖尿病的可能性接近 1/3。假如想再次怀孕，孕前 3 个月应检测血糖，确保血糖正常。如果血糖大于正常，可能已经发展成 2 型糖尿病了。所以在怀孕前必须将血糖控制到正常范围，切忌早孕期高血糖（最初 10 周），这可能影响胎儿的发育。

　　如果已经怀孕，要让医生知道您以前患有妊娠期糖尿病的病史，此次要更加注意。

附 录

附录 1　妊娠合并糖尿病监测治疗表

姓名　　　　　　　　　　住院号

日期	孕周	体重	主食量	胰岛素用量（U）				血糖（mmol/L）							备注
				夜间（中）	早（短）	中（短）	晚（短）	夜间	早饭		午饭		晚饭		
									前 0.5 小时	后 2 小时	前 0.5 小时	后 2 小时	前 0.5 小时	后 2 小时	

附录 ② 常见谷薯类食物 1 个交换份速查表

每交换份谷薯类能量提供能量 90kcal（以下食物重量以可食部分计）

食品	重量(g)	碳水化合物含量(g)	蛋白质含量(g)	食品	重量(g)	碳水化合物含量(g)	蛋白质含量(g)
稻米	25.9	20.2	1.9	玉米面(白)	25.5	18.6	2.0
粳米	26.0	20.1	2.0	玉米面(黄)	25.6	19.3	2.1
籼米(标准)	25.8	20.2	2.0	玉米糁(黄)	25.4	19.2	2.0
糯米(江米)	25.7	20.1	1.9	玉米(鲜)	80.3	18.3	3.2
黑米	26.4	19	2.5	干粉条	26.5	22.3	0.1
香大米	25.9	18.8	3.3	甘薯(红心)	88.2	21.8	1.0
米饭(蒸)	77.6	20	2.0	绿豆	27.4	17	5.9
粳米饭(蒸)	76.3	20	2.0	芸豆(白)	28.6	16.4	6.7
籼米饭(蒸)	78.3	20.4	2.0	干莲子	25.7	17.3	4.4
小麦粉(标准粉)	25.8	19.0	2.9	栗子(熟)	42.1	19.4	2.0
小麦粉(富强粉)	25.6	19.3	2.6	面条	31.5	19.5	2.6
挂面	25.9	19.6	2.7	面条(标准粉,切面)	31.8	18.9	2.7
挂面(标准粉)	25.9	19.7	2.6	面条(富强粉,切面)	31.5	18.9	2.9
挂面(富强粉)	25.9	19.7	2.5	面条(富强粉,煮)	81.8	19.9	2.2

食品	重量(g)	碳水化合物含量(g)	蛋白质含量(g)	食品	重量(g)	碳水化合物含量(g)	蛋白质含量(g)
通心面(通心粉)	25.6	19.4	3.0	莜麦面	23.9	16.2	2.9
花卷	42.1	19.2	2.7	高粱米	25	18.7	2.6
烙饼(标准粉)	34.7	18.4	2.6	荞麦	26.7	19.5	2.5
馒头	40.4	20	2.8	薏米	24.9	17.7	3.2
馒头(标准粉)	38.1	19.0	3.0	马铃薯	116.9	20.1	2.3
馒头(富强粉)	42.8	18.9	2.7	甘薯(白心)	84.9	21.4	1.2
烧饼(加糖)	30.2	18.9	2.4	红豆	27.8	17.6	5.6
油饼	22.3	9.5	1.8	蚕豆(带皮)	27.6	16.5	6.8
油条	23.2	11.8	1.6	苦荞麦粉	28.5	18.8	2.8
大麦	27.5	20.2	2.8	酿皮	84.1	18.3	3.7
小米	24.9	18.7	2.2	荞麦米	25.5	20.3	2.1

1. 能产生90kcal能量的食物称为1个交换份
2. 以上食物虽然重量不同,但都可产生90kcal的热量
3. 油条、油饼等油炸类食物及粉条不适合糖尿病患者食用

附录 3 常见蔬菜类食物 1 个交换份速查表

每交换份蔬菜类能提供能量 90kcal（以下食物重量以可食部分计）

食品	重量 (g)	碳水化合物含量 (g)	蛋白质含量 (g)	食品	重量 (g)	碳水化合物含量 (g)	蛋白质含量 (g)
大白菜	500	16	7.5	莴笋	600	16.8	6.0
圆白菜(甘蓝)	375	17.3	5.6	莴笋叶	450	16.2	6.3
菠菜	321.4	14.5	8.4	茼蒿	375	14.6	7.1
油菜	360	13.7	6.5	西红柿	45C	18.0	4.1
韭菜	310.3	14.3	7.4	茄子	391.3	19.2	4.3
茴香	333.3	14.0	8.3	苦瓜	409	20.0	4.1
芹菜叶	257.1	15.2	6.7	丝瓜	428.6	18.0	4.3
芹菜茎	409	18.4	4.9	西葫芦	473.6	18.0	3.8
芥蓝菜	409	10.6	11.5	冬瓜	750	19.5	3.0
油菜薹	375	11.3	12.0	黄瓜	562.5	16.3	4.5
苋菜(绿)	300	15.0	8.4	芋头	111.1	20.1	2.4
苋菜(紫)	257.1	15.2	7.2	胡萝卜(黄)	195.7	20.0	2.7
油麦菜	562.5	11.8	7.9	毛豆	68.7	7.2	9.0
生菜	600	12	7.8	木耳(水发)	333.3	20.0	5.0
盖菜	562.5	11.3	10.1	柿子椒	360	19.4	3.6

食品	重量(g)	碳水化合物含量(g)	蛋白质含量(g)	食品	重量(g)	碳水化合物含量(g)	蛋白质含量(g)
秋葵	200	22.0	4.0	蒜苗	225	18.0	4.7
瓠子	310	21.1	2.2	洋葱	225	20.3	2.5
佛手瓜	473.6	18.0	5.7	豇豆(长)	281.3	16.3	7.6
南瓜	391.3	20.7	2.7	绿豆芽	473.7	13.7	9.9
慈姑	92.8	18.5	4.3	黄豆芽	191.5	8.6	8.6
茭白	346.2	20.4	4.2	豌豆苗	236.8	10.9	9.5
百合	54.2	21.0	1.7	荷兰豆	300	14.7	7.5
水浸海带	562.5	16.9	6.2	豆角	264.7	17.7	6.6
冬笋	214.2	13.9	8.8	山药	157.9	19.6	3.0
春笋	360	18.4	8.6	藕	123.3	20.2	2.3
西蓝花	250	10.8	10.3	白萝卜	391.3	19.6	3.5
菜花	346.2	15.9	7.3	胡萝卜(红)	230.8	20.3	2.3
鲜蘑菇	375	15.4	10.2	鲜豌豆	81.1	17.2	6.0
金针菇	281.3	16.9	6.8	银耳(干)	34.5	23.2	3.5

1. 能产生90kcal能量的食物称为1个交换份

2. 以上食物虽然重量不同,但都可产生90kcal的热量

3. 山药、芋头、毛豆、鲜豌豆等因含糖较高,糖尿病患者食用时应减少主食量

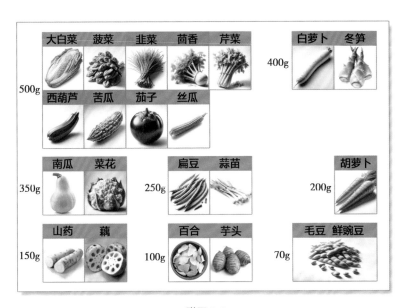

附图 3-1

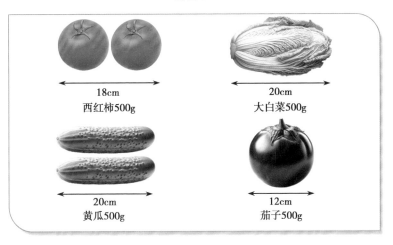

附图 3-2

附录 4 常见水果类食物 1 个交换份速查表

每交换份水果类能提供能量 90kcal（以下食物重量以可食部分计）

食品	重量(g)	碳水化合物含量(g)	蛋白质含量(g)	食品	重量(g)	碳水化合物含量(g)	蛋白质含量(g)
柿子	121.6	22.5	0.5	李子	236.8	20.6	1.7
鲜荔枝	126.8	21.0	1.1	杏	236.8	21.5	2.1
梨	180	23.9	0.7	葡萄	204.5	21.1	1.0
桃	176.5	21.5	1.6	草莓	281.3	20.0	2.8
苹果	166.7	22.5	0.3	西瓜	346.2	20.1	2.1
柑橘	176.5	21.0	1.2	牛油果（鳄梨）	55.9	4.1	1.1
橙子	187.5	20.8	1.5	红果（大山楂）	88.2	22.1	0.4
柚子	214.3	20.4	1.7	枣（鲜）	72	22.0	0.8
芦柑	204.5	21.1	1.2	枣（干，大）	28.4	23.0	0.6
樱桃	195.7	20.0	2.2	猕猴桃	147.5	21.4	1.2
桑葚	157.9	21.8	2.7	香蕉	96.8	21.3	1.4
芒果	257.1	21.3	1.5	木瓜	310.3	21.7	1.2
人参果	103.4	21.9	0.6	白兰瓜	391.3	20.7	2.3
哈密瓜	264.7	20.9	1.3	火龙果	176.5	23.5	1.9
西瓜	243.2	24.3	1.7	山竹	130.4	23.5	0.5

1. 能产生 90kcal 能量的食物称为 1 个交换份
2. 以上食物虽然重量不同，但都可产生 90kcal 的热量
3. 香蕉、柿子、鲜荔枝等含糖较高，不适于糖尿病患者食用

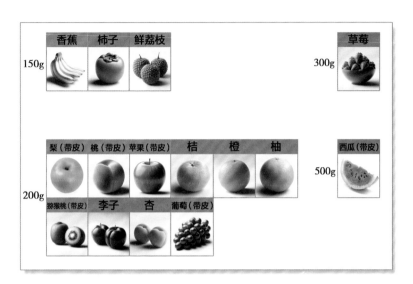

附图 4-1

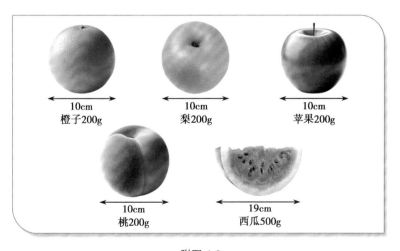

附图 4-2

附录 ⑤ 常见鱼禽肉蛋类食物 1 个交换份速查表

每交换份鱼禽肉蛋类能提供能量 90kcal（以下食物重量以可食部分计）

食品	重量（g）	脂肪（g）	蛋白质含量（g）	食品	重量（g）	脂肪（g）	蛋白质含量（g）
猪肉（肥瘦）	22.8	8.4	3	咸肉	23.0	8.3	3.8
猪肉（里脊）	58.1	4.6	11.7	猪肘棒（熟）	28.7	7.0	6.1
猪肉（瘦）	62.9	3.9	12.8	叉烧肉	32.3	5.5	7.7
猪肉（硬五花）	26.5	8.1	3.6	火腿	27.3	7.5	4.4
猪耳	51.1	5.7	9.8	火腿肠	42.5	4.4	6.0
猪大排	34.1	7.0	6.2	广东香肠	20.8	7.8	3.7
猪小排	32.4	7.5	5.4	午餐肉	39.3	6.2	3.7
猪蹄	34.6	6.5	6.5	大肉肠	33.0	7.6	4.0
猪蹄（熟）	34.6	5.9	8.2	鸡肉	53.9	5.1	10.4
猪肝	69.8	2.4	13.5	乌骨鸡	81.1	1.9	18.1
猪肝（卤煮）	44.3	3.7	11.7	鸡胸脯肉	67.7	3.4	13.1
猪血	163.6	0.5	20.0	鸡翅	46.4	5.5	8.1
腊肉（培根）	50.0	4.5	11.2	扒鸡	41.5	4.6	12.3
腊肉（生）	18.0	8.7	2.1	烤鸡	37.5	6.3	8.4

食品	重量(g)	脂肪(g)	蛋白质含量(g)	食品	重量(g)	脂肪(g)	蛋白质含量(g)
炸鸡	32.3	5.6	6.6	鲅鱼	74.4	2.3	15.8
鸭肉	37.5	7.4	5.8	多宝鱼(比目鱼)	80.4	2.6	16.7
鸭翅	61.6	3.8	10.2	鲈鱼	85.7	2.9	15.9
鸭掌	60.0	1.1	16.1	鸡蛋	62.5	5.5	8.3
鸭肝	70.3	5.3	10.2	鸡蛋(白皮)	65.2	5.9	8.3
北京烤鸭	20.6	7.9	3.4	鸡蛋(红皮)	57.7	6.4	7.4
盐水鸭(熟)	28.8	7.5	4.8	鸡蛋(土鸡)	65.2	4.2	9.4
鲫鱼	83.3	2.2	14.2	松花蛋(鸭蛋)	52.6	5.6	7.5
鳊鱼(武昌鱼)	66.7	4.2	12.2	鸭蛋	50	6.5	6.3
胖头鱼	90.0	2.0	13.8	咸鸭蛋	47.4	6.0	6.0
桂鱼	76.9	3.2	15.3	鹅蛋	45.9	7.2	5.1
大黄花鱼	92.7	2.3	16.4	鹌鹑蛋	56.3	6.2	7.2
小黄花鱼	90.9	2.7	16.3	牛肉(肥瘦)	72.0	3.0	14.3
沙丁鱼	101.1	1.1	20.0	牛肉(里脊)	84.1	0.8	18.7
舌鳎(龙利鱼)	108.4	1.5	19.2	牛肉(瘦)	84.9	2.0	17.1

食品	重量(g)	脂肪(g)	蛋白质含量(g)	食品	重量(g)	脂肪(g)	蛋白质含量(g)
酱牛肉	36.6~55	4.4	11.5	鹅肝	69.8	2.4	10.6
牛肉干	16.4	6.6	7.5	火鸡腿	98.9	1.2	19.8
羊肉(肥瘦)	44.3	6.2	8.4	鸽子肉	44.8	6.4	7.4
羊肉(里脊)	87.3	1.4	17.9	鹌鹑肉	81.8	2.5	16.5
羊肉(瘦)	76.3	3.0	15.6	鸡(土鸡、家养)	72.6	3.3	15.1
羊肉(熟)	41.5	5.7	9.6	鸡腿	49.7	6.5	8.0
羊肉串(电烤)	38.5	3.3	10.2	鸡爪	35.4	5.8	8.5
羊肉串(烤)	43.7	4.5	11.4	鸡肝	74.4	3.6	12.4
羊肉串(炸)	41.5	4.8	7.6	鸡心	52.3	6.2	8.3
驴肉(瘦)	77.6	2.5	16.7	鸡血	183.7	0.4	14.3
驴肉(酱)	56.3	1.6	19.0	鸡胗	76.3	2.1	14.6
驴肉(卤)	59.6	1.13	16.2	草鱼	79.6	4.1	13.2
驴肉(熏)	39.1	5.3	10.6	黄颡鱼(黄辣丁)	72.6	2.0	12.9
兔肉	88.3	1.9	17.4	黄鳝(鳝鱼)	101.1	1.4	18.2
鹅肉	35.9	7.1	6.4	鲤鱼	82.6	3.4	14.5

食品	重量(g)	脂肪(g)	蛋白质含量(g)	食品	重量(g)	脂肪(g)	蛋白质含量(g)
罗非鱼	91.8	1.4	16.9	河虾	ˉ03.4	2.5	17.0
石斑鱼(黑鱼)	105.9	1.3	19.6	基围虾	89.1	1.2	16.2
银鱼	85.7	3.4	14.7	虾皮	58.8	1.3	18.1
鲑鱼	86.5	3.1	15.4	海米	45.5	1.2	19.9
鳟鱼(虹鳟)	90.9	2.4	16.9	蟹肉	145.2	1.7	16.8
带鱼	70.9	3.5	12.5	扇贝(鲜)	150.0	0.9	16.7
鳕鱼(明太鱼)	102.3	0.5	20.9	海参(干)	34.4	1.7	17.3
三文鱼(大马哈鱼)	64.7	5.0	11.1	海参(水浸)	360.0	0.4	21.6
鲳鱼(平鱼)	64.3	4.7	11.9	海蜇皮	272.7	0.8	10.1
对虾	96.8	0.8	18.0	海蜇头	121.6	0.36	7.3
海虾	113.9	0.7	19.1	鱿鱼(水浸)	120.0	1.0	20.4

1. 能产生 90kcal 能量的食物称为 1 个交换份

2. 以上食物虽然重量不同,但都可产生 90kcal 的热量

3. 血脂高的糖尿病患者可去皮食用鱼禽肉类食物,但不要过量

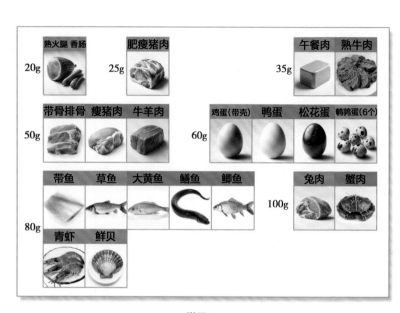

附图 5-1

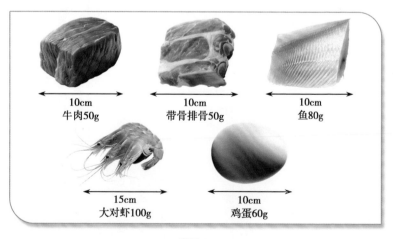

附图 5-2

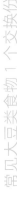

附录 6 常见大豆类食物 1 个交换份速查表

每交换份大豆类提供能量 90kcal（以下食物重量以可食部分计）

食品	重量（g）	脂肪（g）	蛋白质含量（g）	食品	重量（g）	脂肪（g）	蛋白质含量（g）
黄豆（大豆）	23.1	3.7	8.1	豆腐	110.0	4.1	8.9
黑豆（黑大豆）	22.4	3.6	8.1	北豆腐	90.9	4.4	11.1
青豆（青大豆）	22.6	3.6	7.8	南豆腐	157.9	3.9	9.8
豆浆粉	21.1	2.0	4.2	内脂豆腐	180.0	3.4	9.0
豆腐脑	600	4.8	11.4	豆汁（生）	900	0.9	8.1
豆浆	562.5	3.9	10.1	豆腐丝	44.3	4.7	9.5
豆腐皮	22.0	3.8	9.8	豆腐干	63.4	2.3	10.3
腐竹	19.5	4.2	8.7	豆腐干（熏干）	58.4	3.6	9.2

1. 能产生 90kcal 能量的食物称为 1 个交换份
2. 以上食物虽然重量不同，但都可产生 90kcal 的热量
3. 孕期每天都要摄入适量的大豆或豆制品

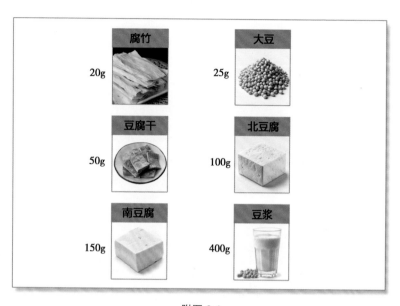

附图 6-1

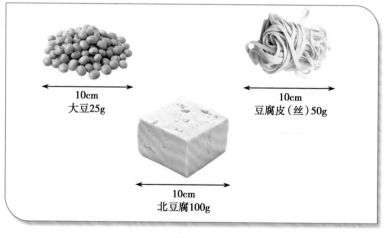

附图 6-2

附录 7 常见奶类食物 1 个交换份速查表

每交换份奶类提供能量 90kcal（以下食物重量以可食部分计）

食品	重量（g）	脂肪（g）	蛋白质含量（g）	食品	重量（g）	脂肪（g）	蛋白质含量（g）
牛奶	166.7	5.3	5.0	全脂牛奶粉	18.8	4.0	3.8
牛乳（强化维生素A、维生素D）	176.5	3.5	4.8	低脂奶粉	21.3	2.3	5.8
鲜羊乳	152.5	5.3	2.3	全脂羊奶粉	18.1	4.6	3.4
人乳	138.5	4.7	1.8	奶酪（干酪）	27.4	6.4	7.0
酸奶	125.0	3.4	3.1	全脂软酪	28.8	8.9	2.5
酸奶（脱脂）	157.9	0.6	5.2	奶豆腐（鲜）	29.5	2.3	13.6
酸奶（中脂）	140.6	2.7	3.8	羊乳酪	36.0	7.3	5.6
奶皮子	19.6	8.4	2.4	奶片	19.1	3.9	2.5
黄油	10.1	9.9	0.1	酥油	10.5	9.9	0.2

1. 能产生 90kcal 能量的食物称为 1 个交换份
2. 以上食物虽然重量不同，但都可产生 90kcal 的热量
3. 奶类是补充钙的最好食品，因为它含的钙、磷比例合适，最利于人体吸收

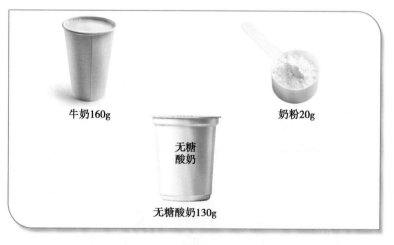

附图 7-1

牛奶160g

奶粉20g

无糖
酸奶

无糖酸奶130g

附图 7-2

附录 8 常见油脂类食物 1 个交换份速查表

每交换份油脂类能提供能量 90kcal（以下食物重量以可食部分计）

食品	重量(g)	脂肪(g)	蛋白质含量(g)	食品	重量(g)	脂肪(g)	蛋白质含量(g)
牛油	10.8	9.9	0	白芝麻	16.8	6.7	3.1
羊油	10.9	9.6	0	黑芝麻	16.1	7.4	3.1
猪油	10.9	9.7	0	花生酱	15.0	8.0	1.0
鸭油	10.0	10.0	0	芝麻酱	14.3	7.5	2.7
色拉油	10.0	10.0	0	炒葵花籽仁	14.4	7.6	3.3
麦胚油	10.0	10.0	0	核桃(鲜)	26.8	8.0	3.4
椰子油	10.0	10.0	0	核桃(干)	13.9	8.2	2.1
玉米油	10.1	10.0	0	炒南瓜子仁	15.5	7.1	5.6
芝麻油(香油)	10.0	10.0	0	炒松子仁	9.3	5.4	1.3
橄榄油	10.0	10.0	0	大杏仁	16.7	7.2	3.3
大豆色拉油	10.0	10.0	0	炒花生仁	15.3	6.8	3.7
葵花籽油	10.0	10.0	0	腰果	16.1	5.9	2.8
菜籽油	10.0	10.0	0	炒西瓜子仁	15.5	6.9	5.1
花生油	10.0	10.0	0	炒榛子仁	14.7	7.4	4.5
茶油	10.0	10.0	0	南瓜子仁	15.6	7.5	5.2

1. 能产生 90kcal 能量的食物称为 1 个交换份
2. 以上食物虽然重量不同，但都可产生 90kcal 的热量
3. 动物油、黄油等饱和脂肪酸含量高的食物，糖尿病患者不宜摄入

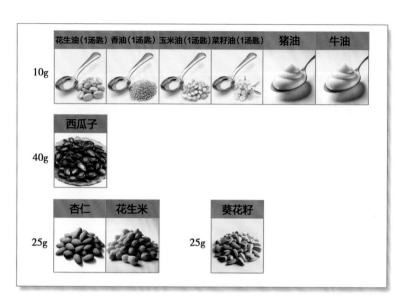

附图 8-1

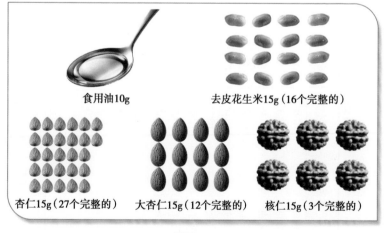

附图 8-2

附录 9 妊娠期糖尿病孕妇 1 800kcal 模式食谱举例

早餐	牛奶	200ml
	无糖面包	35g
	鸡蛋	60g
早加餐	苹果	100g
	无糖仝麦饼干	19g
午餐	馒头 1 个	面粉 75g
	虾仁炒黄瓜	虾仁 50g，黄瓜 150g
	西芹拌腐竹	西芹 50g，干腐竹 10g
	白菜豆腐汤	白菜 100g，北豆腐 50g
	烹调油	10g
午加餐	牛奶	160g
	猕猴桃	100g
晚餐	米饭	大米 75g
	肉丝炒蒜苗	瘦猪肉 95g，蒜苗 100g
	清炒油麦菜	油麦菜 150g
	烹调油	10g
晚加餐	无糖酸奶	100g
	无糖面包	35g
营养成分	总热量	1 836kcal
	蛋白质	17%
	脂肪	23%
	碳水化合物	54%

附录 ⑩　妊娠期糖尿病孕妇每日 2 000~2 100kcal 一周食谱举例

　　为了更加便于孕妇快速掌握饮食，更好地防治糖尿病，我们提供一些食谱，供医务人员和妊娠期糖尿病孕妇参考。需要提醒的是，注意饮食的多样化，不要千篇一律，熟练应用食物交换份，可为孕妇创造幸福的生活。

周一

早餐: 新鲜牛奶 250ml

　　　　烤咸面包片（面包 35g，1 片）

　　　　茶鸡蛋 1 个

　　　　八宝菜少许

上午加餐: 瘦酱肉 30g

　　　　　面包 1 片

午餐: 牛肉丝炒苦瓜（牛肉丝 50g，苦瓜 150g，油 10g）

　　　　韭菜炒鸡蛋（韭菜 100g、鸡蛋 1 个，油 3g）

　　　　拌拍黄瓜 100g，西红柿 50g

　　　　米饭 200g（大米 75g）

下午加餐: 桃子 200g（可换主食半两），面包 1 片

晚餐: 水饺（面粉 75g，瘦肉末 50g，西葫芦适量）

　　　　鸡丝扁豆丝（鸡丝 25g，扁豆 150g 加蒜末，油 5g）

　　　　奶汁冬瓜（冬瓜 150g，油 5g）

睡前加餐: 无糖酸奶 130g，燕麦片 25g

附

录

146

周二

　　早餐：豆浆 400g

　　　　　　烤馒头片（馒头 35g）

　　　　　　酱牛肉 35g

　　　　　　小葱拌豆腐（豆腐 50g，香油 1g）

　　上午加餐：无糖酸奶 130ml

　　　　　　　馒头 35g

　　午餐：盐水大虾（大虾 100g，油 2g）

　　　　　　炒豇豆（豇豆 100g，油 5g）

　　　　　　拌菜心 100g，西红柿 50g

　　　　　　二米饭 200g（大米 50g 生重 + 小米 25g 生重）

　　下午加餐：西瓜 500g（可换主食半两）

　　　　　　　窝头 35g

　　晚餐：蒸焖鸡翅（带骨鸡翅 80g）

　　　　　　肉片烧茄子（瘦肉片 25g，茄子 200g，油 10g）

　　　　　　翡翠菜花（菜花 100g，油 5g）

　　　　　　玉米面发糕（玉米面 50g）

　　　　　　面片汤（面粉 25g，西红柿 50g）

　　睡前加餐：无糖全麦饼干 19g，纯牛奶 160ml

周三

　　早餐: 豆浆 400ml

　　　　　芝麻烧饼 35g

　　　　　煮鸡蛋 1 个（约 60g）

　　上午加餐: 牛奶 250ml

　　　　　　面包 1 片 35g

　　午餐: 二米饭 200g（大米 50g 生重，小米 25g 生重）

　　　　　葱烧海参（水发海参 350g，油 5g）

　　　　　炒豆腐干青蒜（豆腐干 50g，青蒜 50g，油 5g）

　　　　　糖拌西红柿（阿力糖 5g，西红柿 100g）

　　下午加餐: 草莓 300g，无糖全麦饼干 19g

　　晚餐: 葱油武昌鱼（带骨武昌鱼 80g，油 2g）

　　　　　蒜蓉木耳菜（木耳菜 200g 加蒜末，油 5g）

　　　　　拌莴笋腐竹（腐竹干 20g，莴笋 150g）

　　　　　烙大饼 70g

　　　　　绿豆汤（绿豆 25g）

　　睡前加餐: 鲤鱼赤豆汤适量，无糖全麦面包 1 片 35g

周四

早餐： 无糖酸奶 130g

麻酱咸花卷 35g

荷包蛋（鸡蛋 1 个，油 3g）

凉拌白菜心（白菜 50g）

上午加餐： 酱牛肉 35g，无糖全麦面包 1 片 35 g

午餐： 青椒辣子鸡（生鸡胸 70g，柿椒 100g，油 10g）

芝麻菠菜（菠菜 200g）

瘦白肉熬冬瓜（瘦肉 25g，海米 5g，冬瓜 100g）

米饭 200g

下午加餐： 葡萄 100g（带皮），核桃 1 个

花卷 35g

晚餐： 蒸茄夹（瘦肉末 50g，茄子 150g）

虾子茭白（茭白 100g，油 5g）

清炒苦瓜（苦瓜 100g，油 5g）

花卷 105g

紫菜虾皮汤 200g（紫菜 3g，虾皮 5g）

睡前加餐： 无糖全麦面包 1 片 35 g，无糖酸奶 130g

周五

　　早餐: 豆腐脑 250g

　　　　　 白菜鲜虾仁小笼包 3 个（面粉 50g，小白菜 100g，鲜虾仁 50g，油 5g）

　　上午加餐: 鸡蛋 1 个，猕猴桃 100g（带皮）

　　午餐: 馒头 105g

　　　　　 清炖鲈鱼（带骨鲈鱼 100g）

　　　　　 瘦肉末豇豆（瘦肉末 25g，豇豆 100g，油 5g）

　　　　　 荠菜豆腐汤（豆腐 50g，荠菜 100g）

　　下午加餐: 猕猴桃 100g（带皮）

　　　　　　 烤馍片 1 片（19g）

　　　　　　 花生米 7g

　　晚餐: 咖喱牛肉（生牛肉 75g，油 5g）

　　　　　 肉丝炒春笋（瘦肉丝 50g，春笋 100g，油 5g）

　　　　　 生菜 200g

　　　　　 白面发糕 75g

　　　　　 红豆汤（红豆 25g）

　　睡前加餐: 鲜牛奶 250ml，无糖全麦面包 1 片 35g

周六

　　早餐：牛奶 250ml

　　　　　咸鸭蛋（鸭蛋 70g）

　　　　　花卷 35g

　　　　　拌西红柿 150g

　　上午加餐：豆浆 200ml

　　　　　　　无糖全麦饼干 19g

　　午餐：雪菜炖黄鱼（雪菜 50g，黄鱼 100g）

　　　　　炒茄片（茄子 150g，油 5g）

　　　　　木耳大白菜（木耳 5g，大白菜 100g，油 5g）

　　　　　米饭 200g

　　下午加餐：无糖酸奶 125g

　　　　　　　花卷 35g

　　晚餐：酱鸡翅（鸡翅 50g）

　　　　　素烧冬瓜（冬瓜 200g 加香菜，油 5g）

　　　　　麻酱拌豇豆（麻酱 5g，豇豆 100g）

　　　　　玉米面蒸饺（白萝卜 100g，虾皮 5g，玉米面 75g，油 10g）

　　睡前加餐：梨 200g（可换主食半两），鸡蛋 60g

　　　　　　　无糖面包 35g

周日

早餐: 豆浆 400ml

馒头 35g

酱牛肉 1 片 17g, 凉拌白菜心（白菜 50g）

上午加餐: 无糖酸奶 130g

馒头 35g

午餐: 炒饼（烙饼 105g, 鸡蛋 1 个, 瘦肉末 25g, 小白菜 200g, 油 10g）

腐竹拌芹菜（腐竹 20g, 芹菜 100g, 油 3g）

西红柿鸡蛋汤（西红柿 50g, 鸡蛋半个, 30g）

下午加餐: 苹果 200g, 无糖全麦面包 1 片 35g

晚餐: 烧鳝鱼段（鳝鱼 100g, 油 5g）

香菇炖豆腐（水发香菇 25g, 豆腐 75g）

拌魔芋丝（魔芋 100g, 加少量胡萝卜 15g, 莴笋丝 50g, 油 3g）

米饭 200g

睡前加餐: 绿豆汤（绿豆 25g）, 酱牛肉 35g

小贴士

1. 要保证每日三个正餐与三个加餐, 纠正不良起居习惯, 要早睡早起, 避免因早晨起床过晚而影响加餐的摄入。

2. 如果一次大量进食, 血糖将骤然升高; 另外, 如果进食时间过长, 也可能发生低血糖。

姓名　　　　　　　日期　　　　　　　孕周　　　　　　　体重（kg）

食物种类	早餐		加餐		午餐		加餐		晚餐		睡前		运动种类及时间
	种类（g）	份	种类（g）	份	种类（g）	份	种类（g）	份	种类（g）	份	种类（g）	份	
谷薯类													
蔬菜类													
水果类													
肉类													
奶类													
豆类													
坚果类													
脂肪类													
血糖值（mmol/L）	早餐前		早餐后2小时		午餐前		午餐后2小时		晚餐前		晚餐后2小时	夜间	随机血糖及时间
胰岛素（或降糖药）使用的种类和时间													

姓名:王×× 日期:2020-5-5 孕周:30 体重(kg):70

食物种类	早餐		加餐		午餐	
	种类(g)	份	种类(g)	份	种类(g)	份
谷薯类	面包 35	1	无糖饼干 19	1	馒头(面粉)75	3
蔬菜类	白菜(凉拌白菜丝)40	0.1			黄瓜 150(虾仁炒黄瓜) 西芹、银耳 50（银耳拌西芹） 圣女果 50 紫菜汤 5	0.6
水果类			苹果 100	0.5		
肉、蛋类	鸡蛋 60	1			虾仁 100	1
奶类	牛奶 250	1.5				
豆类						
坚果类						
脂肪类					烹调油 10	1
血糖值（mmol/L）	早餐前		早餐后 2 小时		午餐前	
	4.3	5.8	5.0		5.0	
胰岛素（或降糖药）使用的种类和时间						

日记实例1

全天总能量：1 827kcal

加餐		晚餐		睡前		运动种类及时间
种类（g）	份	种类（g）	份	种类（g）	份	
饼干 25	1.2	米饭（大米）75	3	饼干 19	1	
		蒜苗 150（蒜苗炒肉）苦瓜 100（拌苦瓜）	0.8			
猕猴桃 100	0.5		0.3			三餐后散步 45 分钟
		瘦肉 50	1			
牛奶 160	1			无糖酸奶 130	1	
		豆浆 240g	0.6			
		烹调油 10	1			
午餐后 2 小时		晚餐前		晚餐后 2 小时	夜间	随机血糖及时间
6.8		4.7		6.3	6.0	

姓名:张×× 日期:2020-6-13 孕周:34 体重(kg):63

食物种类	早餐		加餐		午餐	
	种类(g)	份	种类(g)	份	种类(g)	份
谷薯类	面粉 25 烙韭菜盒子	1	窝头 35	1	大米饭 75	3
蔬菜类	韭菜 150	0.3			苦瓜 200 (虾仁炒苦瓜) 鲜香菇 100 (肉丝香菇)	0.6
水果类			猕猴桃 100	0.5		
肉、蛋类	鸡蛋 60	1			鲜虾仁 50 瘦猪肉丝 50	1.5
奶类						
豆类	豆浆 200	0.5				
坚果类						
脂肪类	植物油 4	0.4			植物油 10	1
血糖值 (mmol/L)	早餐前		早餐后 2 小时		午餐前	
	5.1		6.2		5.3	
胰岛素(或降糖药)使用的种类和时间						

日记实例 2

全天总能量：2 016kcal

加餐		晚餐		睡前		运动种类及时间
种类（g）	份	种类（g）	份	种类（g）	份	
无糖面包 35	1	黑米面 25,面粉 50（黑米面馒头）	3	苏打饼干 19	1	
		洋葱 150（洋葱拌腐竹）青椒 150（青椒肉丸）	0.9			
苹果 100	0.5					三餐后散步 50 分钟
		瘦牛肉 50	1			
无糖酸奶 130g	1			牛奶 250	1.5	
		干腐竹 10	0.5			
				核桃 1 个	0.5	
		香油 3,植物油 4	0.7			
午餐后 2 小时		晚餐前		晚餐后 2 小时	夜间	随机血糖及时间
6.7		4.9		6.0	5.6	

附录 14 妊娠合并糖尿病一日门诊

　　国内部分医院已经开设了妊娠合并糖尿病一日门诊，主要对于新诊断出来的糖尿病孕妇给予集中管理。一日门诊管理应由懂得妊娠期糖尿病知识及孕期营养的医师、营养师，以及进行糖尿病教育的专科护士共同进行科学管理。在妊娠合并糖尿病一日门诊里，孕妇可以通过实践、交流，学习到本书里的相关知识，包括如何监测血糖、如何通过食物交换份进行进餐和加餐的搭配、如何运动、如何注射胰岛素、如何记录糖尿病日记及所有的相关细节。

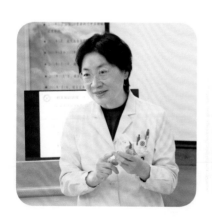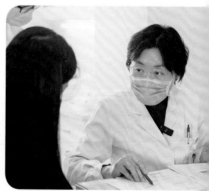

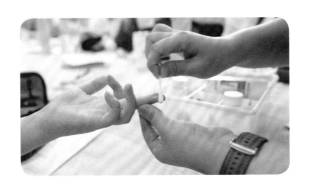

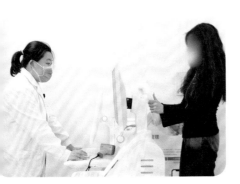

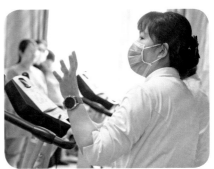

后　记

我国卫生部已于 2011 年 7 月 1 日正式颁布了妊娠期糖尿病诊断标准（WS 331—2011），并于 2011 年 12 月 1 日在全国实行。诊断标准实施后将会诊断出更多的妊娠期糖尿病孕妇，为提高我国妊娠期糖尿病规范化管理水平，杨慧霞教授牵头撰写发布了《妊娠合并糖尿病诊治指南（2014）》《妊娠期高血糖诊治指南（2022）》，陆续在全国针对产科主任和学科骨干开展妊娠期糖尿病规范化诊疗大型培训，由国家级专家授课，主要进行妊娠期糖尿病诊疗标准的介绍解读与讨论，以及规范化管理。

　　根据培训过程中我们对医生的调查结果发现，医生对妊娠期糖尿病诊断和治疗存在许多误区，尤其是在医学营养治疗具体指导方面存在一定困难。目前，我国缺乏熟悉围产期营养的医师，如何提高妊娠期糖尿病孕妇营养管理十分重要。在本次修订过程中，增加了很多具体实操的内容。

　　我们编写《妊娠合并糖尿病实用手册》是希望能够直接帮助妊娠期糖尿病孕妇进行自我健康的管理，也希望基层医生和年轻医生能够掌握手册上的知识，帮助孕妇健康地度过妊娠期，减少母儿的近期和远期不良影响。

　　同时，我们也在北京大学第一医院建立了妊娠期糖尿病培训基地，自 2012 年设立精品培训课程以来已经完成 35 期全国产科骨干培训，极大提升了我国产科医生对该病的管理能力。

　　本手册凝结了全体参编人员的心血，在这里诚挚感谢全体妊娠期糖尿病规范化诊疗项目中心的医护人员。

　　本书撰写时间仓促，如存在瑕疵不足，敬请指正。

48